東醫四象要訣

東醫四象要訣

초판발행일　　　　1991년 2월 25일
개정초판 발행일　　1997년 4월 30일
개정2판 발행일　　 2015년 5월 15일

편저자　　박인상
펴낸이　　유재현
편 집　　온현정
마케팅　　장만
디자인　　박정미
인쇄·제본　영신사
종이　　　한서지업사

펴낸곳　　소나무
등록　　　1987년 12월 12일 제2013-000063호
주소　　　412-190 경기도 고양시 덕양구 대덕로 86번길 85(현천동 121-6)
전화　　　02-375-5784
팩스　　　02-375-5789
전자우편　sonamoopub@empas.com
전자집　　http://cafe.naver.com/sonamoopub

ⓒ 우천추모기념사업회, 2015

ISBN 978-89-7139-307-9　93510
책값　75,000원

이 도서의 국립중앙도서관 출판시도서목록(CIP)은 서지정보유통지원시스템 홈페이지(http://seoji.nl.go.kr)와 국가자료공동목록
시스템(http://www.nl.go.kr/kolisnet)에서 이용하실 수 있습니다.(CIP제어번호: CIP2015011274)

東醫四象要訣

又川 朴寅商 編著

소나무

序文

　　四象醫學의 開祖 東式 李濟馬는 그의 著述인『東醫壽世保元』「醫源論」에서 밝히기를 四象醫學은 人類歷史 5千年來 最初의 學說로서 自己의 獨創的인 것이며 醫學史上 劃期的인 研究임을 披瀝한 바 있다. 이미 이 學說이 發表된 지 於焉 80餘年, 그간 東洋醫學史上 적지 않은 影響을 끼쳐왔다고 보아야 하겠다.

　　원래 사람은 크게 보면 똑같은 形態와 生理的 構造로 된 것 같지만 外貌 하나만 보더라도 그 差異는 헤아릴 수 없을 정도로 千差萬別인 것이다. 이와 같은 人間의 特徵을 宇宙 創造의 原理에 견주어 사람을 太·小·陰·陽 四體質로 區分하고, 이 基準에서 각기 生理와 心性을 理解하고 다시 疾病에서도 그 病理와 藥理의 각기 獨特한 傾向을 認定한 것이 四象醫學이다.

　　平素의 健康管理나 疾病治療는 이와 같은 體質의 特殊性에 立脚한 것이라야 한다는 前提下에, 實際 臨床面에서 많은 實績을 올려 그 活用의 길을 開拓해놓은 前代未聞의 劃期的인 體質醫學인 것이다. 特히 이 四象醫學은 豫防醫學的 領域의 새로운 開發은 勿論이거니와 倫理醫學으로서의 새로운 構想을 試圖하였는바, 世界 醫學史上 刮目할 만한 業績인 것이다.

　　그 學理의 說明이 旣成 醫學的 觀念에서 볼 때에 너무나 高次元的이며 深奧한 哲學的 洞察로서 自然과 人間과 疾病과의 關係를 獨特한 體系로 連關시켜 成立된 것이므로 아직 널리 理解되고 傳承되지 못하고 있는 실정이다. 特히 우리나라 사람들의 病弊의 하나인 外來 文物에 대한 感受性은 甚히 敏感하면서도 自己 固有의 것은 無關心 乃至 輕視하는 態度는 하루 速히 是正하지 아니하면 안 될 것이다. 四象醫學이 자기 고장인 이 땅에서도 아직 많은 是非에 엇갈려 있기는 하지만 自我의 發見이란 主體理念으로 봐서라도 하나의 民族的 敎養으로서 決코 無視하여서는 안 될 것이다.

이러한 學問的 風土 속에서 今般 『東醫四象要訣』을 내게 되는 朴寅商 敎授는 부럽게도 先代부터 四象醫學을 祖業으로 한 家統을 갖고 있다. 朴敎授 嚴親께서는 그 祖父의 勸告로 病弱을 克服키 위해 四象醫學에 關心을 갖게 된 것으로 恢聞되니 先祖들의 先見之明은 또한 놀라운 일이라 아니할 수 없다. 朴敎授는 이러한 傳統 있는 家門에서 四象醫學을 專攻하면서도 언제나 客觀的인 立場에서 이를 批判 活用할 줄 아는 叡智를 가졌으며 決코 法統에 얽매인다든가 情性에 빠져 偏狹된 固執을 내세우는 일이 없음은 그의 高邁하고 重厚한 人格과 雅量이 充分히 立證해주고 있다.

이제 出刊되는 『東醫四象要訣』은 原著가 1929年 元持常으로 된 것인데 原典 『東醫壽世保元』은 學理的 根據와 理論이 主가 되고 그에 따른 臨床醫典이 없었던 것을, 原著에 充實한 바탕을 두고 黃道淵의 『醫方活套』의 編纂 樣式을 模倣하여 簡潔히 病名 目次下에 體質別로 藥을 投藥할 수 있게끔 區分되어 있어서 참으로 東醫學의 文化的 性格의 一面을 躍如하게 드러낸 바 있다. 다만 이것을 臨床에 直面하여 活用할 때 아직 이 學問의 年條가 낮고 追試의 餘地가 많은 것으로 東武가 自認했듯이, 少陽人·少陰人 篇은 거의 마무리되었으나 人口 中 殆半 以上을 차지하는 太陰人 治療에 있어서는 臨機應變的인 處方의 새로운 構想이나 變

通이 不可缺한 것으로 여겨왔다. 그러한 意味에서도『東醫四象要訣』은『東醫壽世保元』에 記載된 處方 外에도 그간에 研究 開發된 處方이 많이 添加되었으니, 이와 같이 研究와 努力으로 學問의 幅을 넓혀간다면 날로 늘어나는 慢性病 激增에 對應하는 길이 될 뿐 아니라 東洋醫學의 現代的 再整理의 基準도 亦是 四象醫學이 하나의 座標의 구실을 할 수 있으리라 믿어 疑心치 않는다.

朴 教授 編述의『東醫四象要訣』은 臨床 30年에서 얻어진 經驗과 體質鑑別法의 補完 및 珠玉 같은 處方이 함께 補完된 것을 기뻐하면서 이 한 卷이 四象診療에 있어서 가장 훌륭한 길잡이가 될 것으로 믿으며 醫家의 臨床醫典으로 具備할 것을 勸奬하여 마지않는 바이다.

甲寅 立冬節

慶熙大學校 醫科大學 東醫學部長 兼 附屬漢方病院長

盧正祐 識

序文

盖工而 不知準繩則 方圓之器不成 醫而不知四象則 陰陽之理不分 例也 藥有寒熱之性 人有寒熱之臟腑 臨診 不分陰陽則 寒人 施熱藥 熱人 施寒藥 何由而知也 凡喜怒哀樂 人皆有之而 其所發則 有太陽少陽太陰少陰人之不同 脾肺肝腎 人皆有之而 其大少則 有太陽少陽太陰少陰人之不同 隨病施藥 醫者 豈不精心取捨哉 醫友 朴寅商先生 熟究四象學術 已積年也 多日也 然中 上襲 先考之妙傳 下拾諸益之秘方 臨床實驗 不下於古之名手故 案頭所積 經驗方 葺成卷軸 也 難辭門輩之勸誘 今此成册 名曰 東醫四象要訣而 要余序文故 不敢以不文辭 謹構數語於卷頭耳 入門曰 得其妙方而 不傳於后人則 欺天欺人之罪 莫甚云 朴先生 自信妙方則 想起此入門語故 今爲此舉者 欲其免罪於 天與人也 非欲賣名謀利於世也 豈不懿哉 豈不美哉 或問於余曰四象 偏方也 不足信賴云故 余正色曰 子 世俗所謂 庸醫也 石膏大黃 投諸少陰人則 立見致命 人蔘附子 投諸少陽人則 亦立見致命 藥性之必然也 人質之必然也 盖此人間四象雜出而 子 不辨四象而投藥則 殺人 每每不免矣 其罪何及 或 唯唯而退 東武先生曰 余所論太陽人少陽人太陰人少陰人 以人物名目而論之也 二者不可混看 不可厭煩然後 可以探其根株而 探其枝葉也 又曰素問假托黃帝 異怪幻惑 無足稱道 又曰脉者執證之一端 三陰三陽 不必究其經絡之變也 不知四象而醫者 類表舐甘苽之格也 朴先生之醫工 可謂探根也 採葉也故 不惑於幻惑之說而 正立於東武先生之門者也 惟願后學 愛讀此書而 深效朴寅商先生也耳

歲甲寅 立冬節

獎幹 全炳舜 序

序文

　東武 李濟馬 先生이 人間은 天賦的으로 네 가지 體質로 分類되어 있다는 學說을 主唱하면서 四象醫學이 생겨났고 한의학 分野에 새로운 學流를 이루게 되었다. 이 學說이 나온 年條가 짧기 때문에 아직은 크게 發展을 가져오지 못하고 있지만 날이 갈수록 일반의 關心度가 높아감에 따라 멀지 않은 장래에 크게 發展을 가져오리라 確信하고 있다. 본래 한의학은 中國에서 由來한 것으로 東洋의 모든 나라가 받아들여 그 나라의 民族醫學으로 발전해왔고 이의 理論과 經驗을 통하여 동양 사람의 腦裡 깊이 뿌리박고 있는 것이다.

　이와 같은 基礎 위에 東武 李濟馬 先生은 1894년에 그의 著書『東醫壽世保元』을 발표하였는바, 本質的인 臟腑의 大·小·虛·實이 있으며 이는 喜·怒·哀·樂 性情에 의해 決定되었고 體質은 心臟을 中心으로 肺·脾·肝·腎 네 臟腑의 相對的 大小에 의해 이루어졌다는 理論이다. 이로써 生理가 다르며 아울러 病理 治療面에 있어서도 새로운 局面을 展開하였다.

　東武公이 말하기를 "내가 醫學經驗이 있은 지 數千年 後에 나서 偶然히 四象人의 臟腑性理를 發見하게 되었다. 이는 從來의 醫學과 確然히 다르므로 그의 根株를 찾은 연후에 가지와 잎사귀를 취할 것"이라고 하였고 또 "太少陰陽人의 臟腑가 本質的으로 大小虛實이 있음은 陰陽의 變化로 되어진 天稟이니만큼 再論의 餘地가 없다"고 하여 四象醫學의 本質과 特殊性을 闡明하였다. 또한『壽世保元』跋文에 "必廣明醫學하야 家家知醫하며 人人 知病 然後에 可以壽世保元"이라 하매 四象醫學은 豫防醫學이요 庶民醫學임을 强調하였다.

그러므로 從來의 醫學과 다른 次元에서 成立되었음을 알 수 있다. 이의 네 가지 體質에는 太陽人·少陽人·太陰人·少陰人인데 각 體質에 따라 臟腑의 相對的 大·小·虛·實이 있어 機能을 發揮하고 있는데 만일 臟腑의 기능이 違和되었을 때에 病的 狀態로 나타난다고 함이 東武公의 病理觀이다. 그런데 臟腑의 大小라 함은 解剖學的 意味를 가진 것이 아니라 오직 機能을 말한 것으로 생각할 수 있다.

이와 같은 民族 主體醫學인 四象醫學의 大家요 開拓者의 한 분으로 又川 朴寅商 敎授를 들지 않을 수 없다. 朴 敎授의 깊은 學問의 世界와 오랜 臨床經驗은 確實히 四象醫學界에 獨步的 存在라 아니할 수 없다. 특히 先代로부터 이어받은 秘傳醫學이야말로 臨床에 必須要訣이 아닐 수 없다. 이 모든 것을 綜合하여 일찍이 『東醫四象要訣』을 著述한 바 있었고 이를 더욱 補完하여 內容이 充實하고 完璧하게 이루어 놓았으니 臨床醫學에 귀중한 指針書가 될 뿐 아니라 四象敎育에도 훌륭한 敎材用으로 그의 使命을 다할 것을 確信해 마지않는다.

1990년 10월

大韓四象醫學會長 洪淳用

初版 序文

東武 李濟馬 先生의 四象醫學이 歷史는 짧지만 그의 獨創的인 學說과 臨床面에서 뛰어나 歲月이 흐름에 따라 점점 이를 應用하는 사람이 많음을 볼 때 國民保健을 爲하여 多幸한 일이라 하겠다. 그러나 四象醫學이 좋은 줄은 알아도 原文의 難解性과 四象鑑別의 難澁한 點이 흠이라 하겠다. 그분의 著書인 『東醫壽世保元』의 原書가 여러 先生들에 依해서 많이 解釋된 바 있으나 初學者로서는 아직 理解하기 困難한 點이 許多하므로 甚히 遺憾스럽다 하겠다. 더욱 一部에서는 李濟馬 先生의 處方 以外는 絶對로 使用해서는 안 된다고 主張하는 사람까지 있는바, 이는 極端論者로서 꼭 그렇다고 하기는 困難하다.

무릇 어떠한 學說이나 마찬가지로 李濟馬 先生 自身도 未備點을 謙虛하게 是認하신 바도 있다. 同時에 "萬戶가 사는 고을에 질그릇 굽는 사람이 한 사람뿐이면 不足할 것이요 百戶가 사는 마을에 醫者가 一人뿐이라면 사람 살리는 데 不足할 것이니 집집마다 醫學을 알고 사람마다 病을 알아서 다스리면 世上 사람이 長壽할 수 있을 것이다"라고 말한 것으로 미루어보더라도 四象醫學을 널리 普及시켜야 하겠다고 생각하는 바이다.

끝으로 四象醫學 研究에 一生을 바친 筆者 先親의 經驗方과 筆者가 多年間 經驗한 것을 아울러 收錄付記해두는바, 一般 臨床에 도움이 된다면 千萬 幸甚으로 생각하는 바이다. 大方의 많은 叱正이 있으시기를 바라 마지않는다.

1974年 甲寅 立冬節

著者 識

再版 序文

東洋醫學은 陰陽五行原理를 基本으로 하여 人體의 疾病도 症候의 陰陽虛實을 診斷하여 溫凉補瀉의 藥劑를 適用하면 된다 하는 것이 五千年來의 定論이다. 그러나 天地間에 陰陽五行의 循環盛衰로 春夏秋冬의 四季節이 있는 것과 마찬가지로 人體도 그와 같은 理致로 因하여 사람마다 四象體質別로 臟腑의 大小 不均의 差異가 있어서 藥物도 같은 病이라 할지라도 體質別 適否差別이 있는 줄을 몰라 왔었다. 近代 우리나라 東武 李濟馬 先生이『東醫壽世保元』을 著述하여 이를 闡明하니 이를 千古의 獨創的 發見으로서 보다 容易하고 正確하게 疾病을 治療할 수 있는 契機가 되었다. 다만 90餘年의 짧은 歷史로 아직 누구나 쉽게 體質을 鑑別할 수 있는 方法이 提示되지 못하였으며 藥處方도 고루 具備치 못한 開拓期에 있는 形便이다.

筆者는 일찍이 이를 憂慮하여 先親으로부터 배운 驗方과 40年間 實施研究한 바를 收錄하여『東醫四象要訣』이라 이름하고 去甲寅年에 刊印頒布하였으나 誤字落書가 不少하고 疎漏未備한 點 또한 많았다. 그 後 至于今 더 經驗을 쌓아서 다시 前刊에 增輯補完하여 이에 再版本을 斯界에 내게 된바, 斯學을 研究하는 學者와 臨床諸家에 一助가 된다면 幸甚일까 한다.

그러나 아직도 不足한 점이 많이 있으므로 高明하신 諸賢의 叱正이 있으시기를 바라 마지않는 바이다.

本書를 重刊함에 있어 多忙中에도 不拘하고 特別히 寄稿하여주신 四象醫學會

名譽會長 洪淳用 先生, 前 慶熙大學校韓醫科大學 附屬 韓方病院長 兼 學長 盧正祐 博士, 前 慶熙大學校韓醫科大學 學長 李尙仁 博士, 金己培 先生 諸位와 出版에 있어 校正을 하여주신 李暎鐘 博士와 소나무出版社 俞載賢 社長과 職員 一同에게 深甚한 謝意를 表하는 바이다.

1990年 10月

著者 識

改訂版 序文

『東醫四象要訣』이 出刊되었으나 一部 同志들의 勸告에 의하여 부득이 補完을 하고 改訂版을 펴내게 되었다. 臨床을 하면 할수록 더욱 어려워지고 理論과 實際는 너무 거리가 먼 것을 느낄 수 있다. 現代 科學으로 立證할 方法이 없는 것이 遺憾스럽고, 한 사람을 가지고 醫師들이 자기 나름대로 確實하고 自信 있는 診斷은 하였으나 만족할 만한 治療를 期待하기 어렵다는 것이 公論이다.

自古以來로 醫師가 自己만은 全部 잘 治療하였다고 하며, 不老長生이나 白髮이 還黑하였다는 等等 記錄된 書籍은 많아도 그 自身이 不老長生하였다는 記錄은 없다. 우리는 다만 愼重에 愼重을 期하여 精誠껏 患者를 돌보고 治療하여 큰 過誤가 없기를 바라는 바이다. 過去를 回顧하건대, 내 自身이 너무도 不足한 點이 많아서 治療가 잘못된 것은 아닌가 自省하여본 것도 여러 번이다.

사람이 살아가는 데는 自然의 順理에 어긋남이 없어야 한다.

· 心의 安定이 絕對로 必要하다. 神經의 安定 없이는 萬病이 治療될 수 없다는 것을 銘心하여야 한다.

· 衣服은 너무 더운 것도 너무 추운 것도 못 쓰고 氣候의 變化에 따라 잘 調節하여야 한다.

· 飮食은 하루 二食이 원칙이나 우리나라 風習上 三食을 하는데, 아침·점심은 王子같이 잘 먹고 夕食(저녁)은 굶든지 少量만 먹어야 한다. 너무 짜고 맵고 단 것을 먹지 않도록 하여야 한다. 될 수 있는 대로 자기 體質에 맞는 것을 먹는 것이 좋다. 그렇다고 한 가지만 좋다고 偏食하는 것은 삼가야 한다.

· 너무 過食을 하지 말아야 長壽할 수 있다.

近者에 와서 四象醫學이 急速히 一般에게 普及되어 發展되는 것은 多幸한 일이라 하겠다. 그러나 患者들의 不平은 "왜 某先生은 자기를 보고 ○○○人이라 하는데 당신은 △△△人이라고 하느냐"는 것이다. 患者들이 이렇게 反問할 때는 어찌하여야 할지 모르겠다.

一部 醫書에서 四象醫學에 대해 自己 마음대로 쓴 것을 볼 때 내 自身도 잘못된 點이 많을 것으로 생각되어서 增補版을 내놓기가 두려워지며, 이러한 이유로 出版하기를 망설였다. 이번에 出版한 册이 完全하다고 生覺하지 않는다. 다만 나의 經驗을 더 添加하였음을 밝혀둔다.

잘못된 點이 不少하지만 或 여러분이 보셔서 參考가 된다면 多幸이겠으며, 많은 指導鞭撻을 바란다. 이번 出版에 있어서 소나무출판사 여러분의 勞苦에 感謝드린다.

1997年 4月 18日

著者 識

目次

序文 | 노정우 • 5

序文 / 전병순 • 8

序文 / 홍순용 • 9

初版 序文 • 11

再版 序文 • 12

改訂版 序文 • 14

第I部 東醫四象醫學 總說 ……………………………………………………… 21

第1章 槪要___23

1. 四象醫學의 意義 • 24

2. 四象人의 구성 비율 • 26

3. 四象體質과 음식물 • 27

4. 四象體質과 약의 관계 • 30

5. 四象醫學과 마음의 病 • 31

第2章 四象辯論___39

第3章 四象生理___49

第4章 四象藥理___51

  1. 東武의 用藥論 • 51

  2. 少陰人의 藥性歌 • 53

  3. 少陰人 要藥 • 54

  4. 少陽人의 藥性歌 • 55

  5. 少陽人 要藥 • 56

  6. 太陰人의 藥性歌 • 56

  7. 太陰人 要藥 • 57

  8. 太陽人 要藥設方 • 58

  9. 太陽人 經驗方 • 59

  10. 他藥受害例 • 63

  11. 隨症加減法 • 64

第5章 太極鍼法___67

  1. 緒論 • 67

  2. 本論 • 68

  3. 結論 • 74

  附 太極針法 도표 • 76

第II部　東醫四象用藥 ·· 77

  風部 • 87　　　　　　　　燥部 • 95

  寒部 • 90　　　　　　　　火部 • 95

  暑部 • 94　　　　　　　　內傷部 • 95

  濕部 • 94　　　　　　　　虛勞部 • 97

霍亂部・97

咳嗽部・98

積聚部・99

浮腫部・100

脹滿部・101

消渴部・101

黃疸部・102

瘧疾部・103

邪祟部・103

精部・104

氣部・104

神部・105

血部・106

聲音部・107

津液部・107

痰飮部・108

蟲部・108

小便部・109

大便部・110

頭部・111

面部・112

眼部・112

耳部・113

鼻部・113

口舌部・114

牙齒部・115

咽喉部・115

頸項部・116

背部・116

胸部・116

乳部・117

腹部(附 臍部)・117

腰部・117

脇部・118

皮部・118

毛部・118

手部・119

足部・119

前陰部・120

後陰部・120

癰疽部・121

諸瘡部・121

婦人部・121

小兒部・123

諸傷部・124

第III部　東醫四象要訣劑方 ·· 125

第1章　太陰人要方___127

　　附 太陰人 諸藥의 修治・161

第2章　少陰人要方___163

　　附 少陰人 諸藥의 修治・215

第3章　少陽人要方___217

　　附 少陽人 諸藥의 修治・248

附錄 1　病症・病名 索引(가나다 順)・249

附錄 2　處方 索引(가나다 順)・261

東醫四象醫學 總說

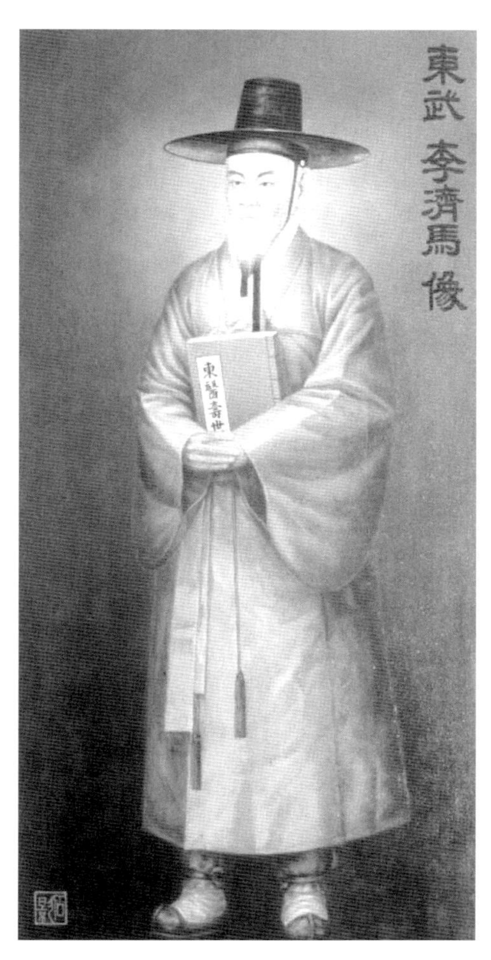

第1章

概 要

東武 李濟馬 先生은 1837년(헌종 3년 丁酉) 3월 19일(陰) 함흥에서 탄생하셨다. 四象體質醫學은 우리나라가 낳은 위대한 학자 東武 李濟馬선생께서 독자적으로 창작하신 체질의학이다.『東醫壽世保元』편말에 이르길 '萬室의 邑에 一人이 陶業을 한즉 器用이 不足하며, 百家의 村에 一人이 醫業을 한즉 活人이 부족하다. 반드시 의학을 廣明하여 집집마다 醫道를 알고 사람마다 병리를 알게 한 연후에 가히 壽世保元할 수 있다'고 하시었다. 선생이 이 글을 저술하신 뜻은 四象醫學을 우리 국민으로 하여금 상식화하여 險病危症에 요절의 患이 없도록 하신 것이다. 이 사상 의학은 동서고금을 통하여 初有의 학설로써 위대한 발명이며 의학의 大經大法이며 간단명료하여 누구나 이 글을 잘 읽어서 이해가 되면 각자의 체질을 무난히 알게 되어 있다. 약물과 식품이 四象에 구분되어 정해져 있으니 우리 국민이 사람마다 이 책 한 권만 잘 해득하면 각자의 체질에 맞게 음식을 섭취할 수 있으며 약물 역시 복용할 수 있으니 일생의 건강을 확보할 것은 물론이요 혹은 병이 발생하더라도 그 처방에 의하여 쓰면 용이하게 치유될 줄 믿는다. 우리 국민 보건에 있어서 다시없는 좋은 醫書이며 人間 修養書라고 할 수 있다. 다만 유감스러운 것은 한문을 전폐한 오늘에 있어 이 글을 읽을 자극히 희소하다. 우리 국민을 위한 이 글을 우리 국민이 읽지 못하게 되었으니, 선생이 일생을 고심하신 이 저서가 空言無視하게 될 현상이다. 근자에 洪淳用

선생, 李乙浩 박사 공동 번역과 朴奭彦 선생이 번역하신 책으로 말미암아 많은 이해를 하게 되어서 다행한 일이나 아직도 그 학문이 심오하여 이해하지 못할 점이 많은 것은 참으로 유감스러운 일이다. 필자는 학술이 너무나 淺短하여 선친으로부터 전수 받았으나 아직도 모르는 것이 너무 많아서 글을 쓰기가 두렵다. 학문이라는 것이 一朝一夕에 이루어지기는 어려운 법이니 후배들이 더 연구하여 완성하기를 바라 마지않는다. 혹 잘못된 점이 다분히 있다 하더라도 僭 妄한 죄를 용서하기 바란다.

1. 四象醫學의 意義

治病에 있어 제일 요건은 물론 辨證임을 다시 말할 필요가 없다. 인체 내에 잠재하고 있는 病勢를 어떠한 방법으로 명확하게 탐지하여 정확한 치료를 할 것인가에 대하여 수천 년을 두고 연구에 연구를 하여 많은 발전이 되었다. 張仲景으로부터 宋·元·明 諸醫들이 대개 診脈을 위주로 병을 치료하였고 또한 著書하여 후세에 전하였으므로 역대 의원들이 이에 응하여 救病사업에 공헌하였으니 선인들의 공로가 지대함은 누구나 인식하는 바이다.

그러나 診脉에 있어 書冊에 기재된 그대로 누구나 배워서 알 수 있다면 다행한 일이나, 수천 년 동안 노심초사하고 전공한 사람 중에 신통력을 얻어서 명확하게 그 진리를 안 사람은 희소하다. 王叔和 같은 사람은 脈診으로 너무나 잘 알려져 있는 사람의 한 사람이지만 수천 년 동안 전공하여도 잘 모르는 게 脉診일 것이다. 근래에 와서 각종 기계가 발명되어서 더 정확하다고는 하나 믿을 만한 것이 못 된다.

四象醫學은 사람마다 의학을 상식화하여 모든 사람이 이 글을 익히고 깊이 연구하면 자기 체질을 알게 될 것이다. 東武 선생은 네 가지로 체질을 구별하시고 약까지도 구별하여 쓰게 하였으니, 後人은 참으로 편리함을 느낄 수 있다.

사람이 生初부터 장(臟)이 稟賦됨이 대소(大小)의 不同이 있어 폐장(肺臟)이 大한 자는 반드시 肝臟이 小하며, 肝臟이 大한 者는 반드시 肺臟이 小하며, 脾臟이 大한 자는 반드시 腎臟이 小하고, 腎臟이 大한 자는 반드시 脾臟이 小하기 마련이다. 大하므로 過하기 쉽고 小하므로 不及하기 쉬우니 過多不及이 다 病因이 된다. 예를 들면 소양인은 脾臟이 大하고, 腎臟이 작으니 모든 질병이 脾臟이 過하고 腎臟이 不及한 데서 기인된다. 過한 자는 사(瀉)하고 不及한 자는 보(補)하는 것이 治病의 大道인 것이다. 東武 선생이 말씀하시기를 "고대의 의사들이 水穀, 風, 寒, 暑, 濕에 병 되는 줄만 알고 喜怒哀樂이 偏重하여 병 되는 줄을 알지 못한다"고 하셨다. 대개 병의 起因을 두 가지로 나누어볼 수 있으니 하나는 외부로부터 침입한 것이고, 다른 하나는 내부에서 발생하는 것이다.

水穀, 風, 寒, 暑, 濕은 외부로부터 침입한 것이니 사상방(四象方)이 아니라도 임증구약(臨症救藥)해서 치료할 수 있다. 그러므로 少陰人病에 大黃, 芒硝를 써서 성공하는 예도 있고, 少陽人病에 人蔘, 附子를 써서 효과가 있는 예도 있으니, 그것은 證에만 맞으면 장(臟)이 병을 받지 아니하였으므로 외부의 症勢만 제거하면 되는 것이다. 그러나 喜怒哀樂이 偏重하여 내부에서 발생하는 것은 임증구약하는 방식으로는 치료하기 어렵고 四象方에 의하여만 치료되는 예가 많으리라고 思料된다.

四象을 辨證하는 방법은 선생이 저술하신 『東醫壽世保元』 중에 기재되어 있거니와, 外部 體形의 발달된 것을 관찰하여 內部 臟器의 구조를 추정할 수 있다. 혹 어떤 사람은 전연 구별할 수 없는 사람도 있다. 가령 少陽人은 脾臟이 크므로 脾臟의 부위인 흉협(胸脇)이 왕성하고 腎臟이 적으므로 腎臟의 부위인 膀胱이 고약(孤弱)하니, 四象을 辨證함에 있어 胸脇이 왕성하고 膀胱이 孤弱한 자는 少陽人으로 보아서 별로 틀림없다고 본다. 혹 특수한 운동을 하여서 어느 특수한 부위가 발달될 수는 있어도 골격만은 크게 변동이 없는 줄로 믿는다. 진맥을 보는 것보다는 간단하고 辨證이 정확하게 되어서 세상에 자랑할 만한 것이니, 의학을 연구하는 자는 四象醫學說을 주체로 삼고 『醫學入門』, 『東醫寶鑑』을 참조하여 우리나라의 독특한 의학체계를 성취하는 것이 급선무라고 사료된다.

2. 四象人의 구성 비율

　　四象人의 구성 비율에 대한 객관적인 통계는 아직 제시되고 있지 않으나 東武 선생의 說에 따르면 太陰人이 50%, 少陽人이 30%, 少陰人이 20%, 太陽人은 약 1% 以內라고 한다. 그러나 현대로 오면서 여러 醫者들이 나름대로의 견해를 주장하여 어떤 사람은 少陰人이 가장 많다고도 하고 어떤 사람은 少陽人이 가장 많다고도 한다. 본인의 일천한 경험에 의하면 역시 太陰人이 가장 많으나 그다음으로는 少陰人이 少陽人보다 많지 않나 생각된다. 아래에 적은 것은 본인의 경험에 의한 것이며 참고가 된다면 좋겠다.

　　太陰人은 전체 인구의 50%가 된다고 사료된다.

　　　・肝大肺小한 체질이며 腎臟이 약한 者도 있다.

　　　・대개 太陰人의 半은 병을 갖고 있다고 사료된다.

　　　・치료하는 방법은 補肺瀉肝을 위주로 한다.

　　少陰人은 전체 인구의 30%가 된다고 사료된다.

　　　・腎大脾小한 체질이며 心이나 膵臟이 약한 者도 있다.

　　　・대개 少陰人의 60%는 병을 갖고 있다고 사료된다.

　　　・치료하는 방법은 補脾를 위주로 한다.

　　少陽人은 전체 인구의 20%가 된다고 사료된다.

　　　・脾大腎小한 체질이며 肝이 약한 者도 있다.

　　　・대개 少陽人의 70%는 병을 갖고 있다고 사료된다.

· 치료하는 방법은 補腎을 위주로 한다.

太陽人은 전체 인구의 1%가 된다고 사료된다.

·肺大肝小한 체질이다.

·대개 太陽人의 80%는 병을 갖고 있다고 사료된다.

·치료하는 방법은 補肝瀉肺를 위주로 한다(희소하여 치료한 예가 별로 없다).

3. 四象體質과 음식물

기계에도 중기(重機)는 중유(重油)를 쓰고 경기(輕機)에는 경유(輕油)를 쓰고 고급 정밀기계에는 맑은 기름(淸油)을 쓰듯이 사람도 체질이 다를 때 약도 당연히 달라야 할 것이고 음식물 섭취가 달라야 한다고 본다.

물론 건강한 사람은 아무 것이나 관계없이 먹어도 별로 지장을 받지 않는다. 그러나 될 수 있으면 자기에게 유리한 음식을 평소에 먹어두면 건강에 매우 이로운 것이다.

어떤 사람이 중병에 걸렸으나 경제 문제로 병원 치료를 체념하고 있을 때 자기 자신도 모르게 먹고 싶은 것이나 실컷 먹어보자고 먹었던 것이 그 길로 자연 치유가 되었다는 경우를 종종 볼 수 있다. 그 사람은 다행히 자기도 모르는 사이에 자기 체질에 맞는 음식이 약이 되어서 병이 나은 것이다.

근래 농수산 당국이나 축산업자로부터 "한의사들 때문에 닭고기, 돼지고기 등이 잘 팔리지 않아서 축산 진흥에 큰 지장을 있다"는 비난을 받고 있다. 이것은 무엇인가 잘못 알고서 하는 말이다. 왜냐하면 쇠고기가 체질에 맞는 사람은 쇠고기를, 닭고기가 체질에 맞는 사람은 닭고기를, 돼지고기가 체질에 맞는 사람은 돼지고기를 먹도록 권유하고 있는 것이지 무조건 먹어서 안 된다고 하는 한의사는 없을 것이다.

사람이 건강할 때는 아무것이나 먹어도 관계가 없지만 병이 들면 음식물의 영향을 많이 받는다. 그리고 체질에 맞는 음식물은 그 자체가 약이 되기 때문이다. "다른 사람은 먹어서 좋다고 하는데 나는 먹으면 부작용이 난다"고 하는 사람을 자주 볼 수 있는 까닭은 그 사람에게 그 음식이 잘 맞지 않기 때문이다.

근래 사상체질의학이나 음양 원리에 대해 깊이 연구도 하지 않는 사람들 중에 시대 조류에 따라 '자연식 운동'을 전개하는데, 무슨 병에는 무슨 음식만 먹으면 병원에 갈 필요도 없다는 맹신적인 말을 사회 일각에서 하고 있는 것을 볼 때 체질의학을 좀 공부해주었으면 하는 생각이 든다.

그리고 溫室에서 재배하여서 계절에 관계없이 모든 것을 생산(예를 들면 겨울에도 참외, 수박, 채소류 등)하여 먹는 것은 바람직하지 않다. 왜냐하면 계절에 따라서 먹을 수 있도록 하나님께서 주신 것인데, 그 뜻에 어긋난 것은 오히려 해를 본다. 만물이 그 계절에 먹도록 하나님께서 주신 것인데 역천(逆天)을 하면 안 된다고 생각한다. 또 한 가지 예를 들면 무·배추·고추는 우리 한국 사람에게는 없어서 안 될 음식이지만 어떠한 사람에게는 '병'이 있을 때 먹지 말라고 하는 것이 좋지 않을까 한다.

체질에 맞는 음식을 지도할 때 이런 체질에는 이런 음식을 삼가는 것이 좋겠다고 정확히 알려주면 매우 도움이 될 것으로 생각된다(四象人의 구별에 대해서는 제2장을 참고하시오).

1) 太陽人의 음식물

太陽人에 유익한 음식물은 더운 것보다는 담백하고 서늘한 것이 좋다. 太陽人은 매운 음식을 오래 계속 먹으면 병이 생긴다. 예를 들면 胃를 상하게 하거나 식도경련, 식도협착증 같은 병이 될 수 있다(고추의 확산작용 때문이다).

먹어서 좋은 음식물은 새우, 조개 종류, 포도, 감(乾柿), 앵두, 다래, 모과, 특히 메밀이 좋고 채소류는 다 좋으며, 될 수 있으면 지방질이 적은 음식물이 좋다.

2) 太陰人의 음식물

太陰人에는 쇠고기가 제일 좋다. 그러나 지방질보다는 살코기 단백질을 많이 섭취하는 것이 좋다. 배, 밤, 호두, 은행, 설탕이 좋다. 가끔 소화가 잘 안 될 때 설탕물을 먹으면 좋을 때도 있다. 채소류는 무, 도라지, 연근, 마(山藥), 토란 등이 좋으며 이것은 약으로도 많이 쓰인다. 곡물류는 콩, 율무가 좋으며 太陰人에게는 특히 두부, 콩나물, 콩비지 등에도 단백질이 많아서 구태여 비싼 쇠고기만 먹어야 할 이유도 없다고 본다. 요즘 도시인의 수요를 충족시키고 쇠고기 값을 내리기 위해서 외화를 소비하면서까지 농가에 피해를 주는 쇠고기 수입 정책은 좀 생각해 볼 문제라고 본다. 국민 보건문제와 농가 소득문제를 함께 생각하는 쇠고기 수입정책을 국민들은 바라고 있다.

太陰人은 비교적 식성이 좋아서 규칙적인 식생활을 못하고 폭음, 폭식을 하기 때문에 종종 예기치 않는 병이 발생한다. 따라서 될 수 있는 대로 규칙적인 식생활로 폭음, 폭식을 삼가면 병이 줄어든다.

3) 少陰人의 음식물

少陰人에는 찬 것보다는 더운 음식물이 좋고 또 좋아하기도 한다. 육류로는 닭고기, 양고기, 염소고기, 노루고기, 꿩고기, 개고기, 생선은 명태, 고등어, 뱀장어, 민물고기로는 미꾸라지 등이 좋다.

채소류는 시금치, 미나리, 양배추, 쑥갓, 파, 마늘, 후추, 생강, 고추, 들깨, 엿, 꿀 등이 좋고 곡물로는 찹쌀, 조, 차좁쌀 등이 좋다. 여기서 우리가 한 가지 생각하여볼 점은 어느 체질이건 간에 우리나라 사람은 가정에서 파, 마늘, 생강, 감자, 후추, 들깨, 고추 등은 안 먹고 못 사는 민족이다. 그러므로 다른 체질인 사람은 절대로 먹어서는 안 된다는 말이 아니고, 다만 少陰人 체질에는 특히 더 좋다는 것뿐이다. 오해 없기를 바란다. 세월에 따라 우리의 식생활에 변화가 많은 것도 부인할 수 없다.

4) 少陽人의 음식물

少陽人에 특히 좋은 음식물은 과일이며 수박, 참외가 좋다. 채소류는 배추, 오이, 가지, 호박 등이 좋고, 곡물류는 보리, 팥, 피, 녹두 등이 좋다. 少陽人은 평소에 더운 것보다 찬 것을 좋아하고 항상 시원한 것을 좋아하는 편이다.

여기서 첨가해서 말하고자 함은 어느 체질이건 간에 열이 많은 사람은 자연히 찬 것을 좋아하고 몸이 냉한 사람은 더운 것을 좋아하는 것이 자연의 이치이나, 비교적 체질에 따라서 뜨거운 것을 좋아하는 사람, 서늘한 것을 좋아하는 사람, 찬 것을 좋아하는 사람이 따로 있다. 선천적으로 그러한 사람도 있고 후천적으로 식생활이 달라져서 변하는 수도 있다.

4. 四象體質과 약의 관계

체질에 따라 음식물도 다르지만 약도 체질에 따라 다를 수밖에 없다. 어떤 사람은 "나는 인삼·녹용을 아무리 먹어도 별 효과를 보지 못했다"고 불평하는가 하면, 또 어떤 사람은 "나는 어떤 약을 먹었는데 힘이 샘솟듯이 난다"고 하며 "그 약이 참 좋은 것 같다"고 말한다. 나에게 좋으니 반드시 남에게도 좋고, 남이 좋다는 것이 내게 좋다고만 할 수 없는 것이 약이고 체질이다.

醫書를 보면 옛날에도 명시한 바 있다. 장부(臟腑)는 같아도 병이 같지 않고 병이 같아도 장부가 같지 않다고 기록되어 있는 것을 볼 때, 우리 선조, 선현들에게 감사하는 바이다. 현대 서양의학에서도 혈액형이 다른 사람에게 다른 형의 피를 수혈해준다는 비과학적인 사람은 아무도 없을 것이다. 상식 밖의 일이기 때문이다. 양약에도 피린계 약을 먹으면 부작용이 나는 사람, 항생제를 먹거나 주사를 맞으면 부작용이 난다는 사람을 종종 볼 수 있다.

한방에는 예로부터 전승(傳承)되어온 고방(古方)이나 근세에 발달한 후세방

(後世方)이란 처방이 있는데, 병 증세에 맞추어 잘만 쓰면 병 치료도 잘 되지만 난치병이나 고질병에는 역시 체질을 가려내어 약을 쓰는 것이 환자에게 고생도 덜 시키고 경비 부담도 줄고 빠른 효과를 기대할 수 있음이 사상체질의학을 연구하는 의사들의 경험이다. 그렇다고 체질만 가려내서 그 체질에 따른 약만 먹으면 병이 깨끗이 나을 수 있느냐 하면 그렇지만도 않다. 사람에 따라 열이 있고 없는 것과도 관계가 있으며 허(虛)하고 실(實)한 것과도 관계가 있고, 앓고 있는 병이 어느 장부에서 일어났느냐 하는 점과 그 병의 증세 또는 시기 등도 참고해야 한다. 약이 좋다고 무조건 먹는 것보다 때로는 안 먹는 편이 더 좋을 때도 있다. 무엇이든 한 가지에 좋다고 맹신하거나 광신적이 되서는 안 된다고 본다. 경계를 요한다.

5. 四象醫學과 마음의 病

東武 先生의 말씀에 "조금이라도 一己의 慾이 있으면 堯舜의 말씀이 아니요 잠깐이라도 천하의 근심이 없으면 孔孟의 마음이 아니다"라고 하시었다. 참으로 四象學說을 배우려는 者는 먼저 無慾을 배워야 할 것으로 생각된다. 욕심이 있으면 눈이 어두워질 것은 필연의 사실이다. 따라서 특징이 없고 體形과 氣象도 분명치 아니하여 분별하기 어려운 경우에는 맑은 마음으로 黙識心通하는 공부가 아니고서는 다른 묘방이 없을 것이다.

이는 醫者에 관한 것이나 비단 醫者만이 아니라 환자의 경우에도 마찬가지가 아닌가 한다. 아무리 물질 만능을 자랑하는 현대이지만 무엇보다도 수양을 쌓아서 정신 안정이 되지 않으면 병 치료는 불가능할 것이다. 외부로부터 오는 경우보다 내부로부터, 곧 마음으로부터 오는 병이 큰 병이 되어 고치기 어렵기 때문이다. 이에 대해 東武 선생은 이미 "妬賢嫉能 天下之多病也, 好賢樂善 天下之

大藥也(어진 사람을 질투하며 능한 사람을 미워하는 것은 천하의 큰 병이며, 어진 사람을 좋아하며 착한 사람을 즐겨하는 것은 천하의 큰 약이다)"라고 하여 마음의 병을 경계하시었다.

확실히 병이 나는 것은 喜怒哀樂의 偏重과 관계가 깊다. 이런 면에서 東武 선생의 『廣濟說』을 읽어보는 것이 매우 중요하다고 하겠다. 이 『廣濟說』은 오늘날 읽어보아도 매우 유익하고 재미있는 부분이 많으며 읽는 이에게 많은 시사를 줄 것이라 믿으며 이하에 그 내용을 번역하여 싣는다.

"1세로부터 16세까지를 유아(幼兒)라고 말하며, 17세로부터 32세까지를 소년(少年)이라고 말하며, 33세로부터 48세까지를 장년이라고 말하며, 49세로부터 64세까지를 노년이라고 말한다.

모든 사람이 유년 시기에는 듣고 보기를 좋아하고 사랑하고 어른을 공경하니 봄철에 터 나오는 싹과 같고, 소년 시기에는 용맹을 좋아하고 날뛰며 빠르니 여름철에 자라는 묘목과 같고, 장년 시기에는 교제하기를 좋아하고 수양하니 가을철에 따 들이는 열매와 같고, 노년 시기에는 계획하는 것을 좋아하고 비밀을 잘 지키니 겨울철에 잠복된 뿌리와 같다.

유년 시기에 문자를 좋아하는 사람은 유년의 호걸이며, 소년 시기에 어른과 늙은이를 공경하는 사람은 소년의 호걸이며, 장년 시기에 박애를 하는 사람은 장년의 호걸이며, 노년 시기에 사람을 옳게 보호하는 사람은 노년의 호걸이다. 좋은 재능이 있고 또 좋은 心術까지 충분히 가진 사람은 참된 호걸이고, 좋은 재능이 있어도 충분히 좋은 心術을 가지지 못한 사람은 재능뿐이다.

유년 시기에 보고 듣는 것이 부족한데다가 기뻐하고 성내고 슬퍼하고 즐겨 하는 것이 膠着하면 병이 되니 사랑하는 어머니가 마땅히 보호할 것이며, 소년 시기에 용맹이 부족한데다가 기뻐하고 성내고 슬퍼하고 즐거워하는 것이 膠着하면 병이 되니 지혜 있는 아버지와 능숙한 형이 마땅히 보호할 것이며, 장년 시기에는 착한 동생과 좋은 벗이라야 지도할 수 있을 것이며, 노년 시기에는 孝子·孝孫이라야 부양할 것이다. 착한 사람의 집에는 반드시 착한 사람이 모이고, 악한 사람의 집에는 반드시 악한 사람이 모인다. 착한 사람이 많이 모이면 착한 정신이 활동하고, 악한 사람이 모이면 악한 행동이 왕성하다. 술, 이성, 재물, 권세를 좋아하는 집에는 악한 사람이 많이 모인다. 그러므로 그 집 孝男, 孝婦까지도 병을 받는 것이다.

권세를 좋아하는 집에는 朋黨(主義나 이해를 같이하는 사람이 하나로 결합하여 다른 사람을 배격하는 단체)이 어울려 친하니 그 집을 패망케 하는 자는 朋黨이며, 재물을 좋아하는 집에는 자손이 교만하고 어리석으니 그 집을 패망케 하며, 그 사람의 집에서 모든 일이 잘 되지 않고 질병이 끊이지 않으며, 선과 악이 서로 대치하여 그 집이 장차 패망할 지경에 이르면 오직 명철한 자애로운 아버지와 효자라야 처리하는 방법이 있다.

교활하고 사치하면 수명을 감소시키고, 태만하면 수명을 감소시키고, 성질이 偏急하면 수명을 감소시키고, 욕심이 많으면 수명을 감소시킨다. 사람이 교활하고 사치하면 반드시 미인을 탐하고, 사람이 태만하면 반드시 술과 음식을 탐하고 사람의 성질이 협애하면 반드시 권세를 다투고, 사람이 욕심이 많으면 반드시 돈과 재물로 몸을 망친다.

일을 덜어서 손쉽게 하면 장수하고, 부지런하면 장수하고, 警戒하면 장수하고, 지혜가 있으면 장수한다. 사람이 일을 덜어서 손쉽게 하면 반드시 미인을 멀리하고, 사람이 부지런하면 반드시 술과 음식에 청결하고, 사람이 警戒하면 반드시 권세를 피하고, 사람이 지혜가 있으면 반드시 돈과 재물에 청백하다.

거처가 쓸쓸하고 적막한 것은 色 때문이며, 행실이 불량하고 비루한 것은 술 때문이며, 마음이 악착같지 못하고 문란한 것은 권세 때문이며, 事務가 혼란한 것은 재물 때문이다. 만약에 덕이 있는 부인을 따르면 色에서 공정한 도리를 취할 것이며, 만약 좋은 벗을 친하면 술에서 좋은 덕행을 취할 것이며, 만약 현명한 사람을 사모하면 권세에서 정당한 술책을 취할 것이며, 窮民(홀아비, 과부, 고아, 자식 없는 노인)을 보호하면 재물에 안전한 공로를 취할 것이다. 酒, 色, 財, 權을 예로부터 경계하는 바 감옥에 비교하였다. 다만 일신의 壽夭와 일가의 화복(禍福)에만 관계되는 것이 아니라, 세계의 治亂도 역시 여기에 달렸다. 만약 온 세계로 하여금 酒, 色, 財, 權의 문란한 풍기가 없게 된다면 거의 堯·舜·周召南(주나라 초기의 이상적인 시대를 표현하는 말. 『詩經』의 周南과 召南을 인용한 것이다)의 세상에 접근될 것이다.

모든 사람이 간약(簡約)하고 부지런하며, 경계하고 지혜가 있고, 경계하고 부지런한 세 가지를 소유한 자는 어지간히 장수하고, 교활하며 사치하지만 부지런하며, 경계하지만 탐욕하거나 혹은 簡約하지만 태만하며, 편급(偏急)하지만 지혜가 있는 등 두 가지를 소유하는 자는 주의하면 장수하고, 태만하면 단수(短壽)할 것이다. 모든 사람이 공경하면 반드시 장수하고, 태만하면 반드시 短壽하며, 부지런하면 반드시 장수하고, 허탐(虛貪)하면 반드시 短壽한다.

배고픈 사람의 腸胃가 먹을 것을 얻기에 급급하면 腸胃가 편안치 못할 것이며, 貧困한 자의 뼈(骨髓)가 재물을 얻음에 급급하면 힘이 쇠약하여질 것이다. 배고파도 배고픔을 참으면 腸胃가 튼튼할 것이며, 빈약하여도 빈약함을 극복하면 뼈의 힘이 견고할 것이다. 그러므로 음식이 능히 배고픔을 참고 배부름을 탐하지 않는 것이 공경이고, 衣服은 능히 찬 것을 견디고, 따뜻한 것을 탐내지 않는 것이 공경하고, 근력(筋力)은 부지런히 일하고 편안한 것을 탐내지 않는 것이 공경이고, 재물은 능히 謹實히 하고 무리한 횡재를 얻는 것을 탐내지 않는 것이 공경이다.

산골 사람은 듣고 본 것이 없음으로써 短壽케 되고, 도시 사람은 簡約함이 없음으로써 短壽케 되고, 농촌 사람은 부지런함이 없음으로써 短壽케 되고,

독서하는 사람은 警戒함이 없음으로써 短壽케 되는 것이다.

산골 사람은 마땅히 듣고 볼 것이니 듣고 본 것이 많으면 장수케 되고, 도시 사람은 마땅히 簡約을 할 것이니 簡約하면 장수케 되고, 농촌 사람은 마땅히 부지런할 것이니 부지런하면 장수케 되고, 도를 닦는 학자들은 마땅히 警戒할 것이니 경계하면 장수케 될 것이다.

산골 사람이 만약 듣고 보는 것이 많으면 장수할 뿐만 아니라 이 사람은 곧 산골의 호걸이며, 도시 사람이 만약 簡約함이 많으면 장수할 뿐만 아니라 이 사람은 곧 도시의 호걸이다. 또한 농촌 사람이 만약 부지런함이 많으면 장수할 뿐만 아니라 이 사람은 곧 농촌의 호걸이며, 도를 닦는 학자가 만약 경계함이 많으면 장수할 뿐만 아니라 이 사람은 곧 학자의 호걸이다.

어떤 사람이 말하기를 농부는 원래 노력을 하니 가장 부지런한 사람인데 어찌하여 부지런한 것이 없다고 말하며, 학자는 원래 독서를 하니 가장 警戒하는 자인데 어찌하여 警戒함이 없다고 말하는가? 내가 대답하기를 백 마지기의 땅을 다스리지 못함으로써 자기의 은근한 근심을 삼는 것은 농부의 임무이다. 농부를 학자에 비하면 참으로 나태한 자이며, 학자는 독서만 하는 까닭에 마음이 항상 망령되고 자긍하며, 농부는 전혀 글을 모르는 까닭으로 마음에 항상 명심하는 것이니 학자를 농부에 비하면 참으로 警戒하지 않는 자이다. 만약 농부로서 문자를 알기에 힘을 쓰고, 학자로서 노력을 배우면 재능이 조밀하며 장기(臟器)가 견고하여질 것이다.

교활하고 사치한 자의 마음은 여염집 생활을 경시하며 사치와 가정을 경솔히 여기고 소견이 부화방탕하여 전혀 산업의 艱苦(가난하고 어려운 것)한 데 대해서는 몽매하고 경제에 극히 무관심하며 매양 女色으로 인하여 패가망신하면서도 끝끝내 깨닫지 못하는 것이다. 태만한 자의 마음은 극히 거칠고 들떠서, 적은 것으로서 많은 것을 만들려고 하지 않고 항상 허무 맹랑한 공상을 품게 된다. 대개 그 마음이 심히 부지런함을 꺼림으로 항상 술 많은 곳으로 도망가서 부지런함을 피하려는 계책만 하려고 한다. 대체로 태만한 자이면 술에 방종하지 않은 사람이 없으니 다만 술에 방종한 자를 보게 되면, 반드시 그가 태만한 사람으로서 마음이 거칠고 들떴다는 것을 알게 될 것이다.

酒色이 殺人하는 것을 모든 사람들이 말하기를 주독(酒毒)이 腸胃를 손상하고 색로(色勞)가 정액을 고갈케 한다고 하나, 이것은 그 하나만 알고 둘은 알지 못하는 것이다. 술에 방종하는 자가 그 몸을 부지런히 쓰기를 싫어하니 憂患이 산과 같으며, 색에 유혹된 자는 그 여자를 깊이 사랑하니 憂患이 칼과 같다. 만단(萬端)의 우수가 주독과 색로(色勞)와 더불어 힘을 합해 공격함으로써 살인하는 것이다.

狂童(불량한 남자)이 반드시 淫女(음란한 여자)를 사랑하고 淫女가 역시 狂童을 사랑하며, 어리석은 사나이가 반드시 투부(妬婦)를 사랑하고 妬婦가 또한 어리석은 사나이를 사랑한다. 淫女는 狂童과의 배필에 적합하고 어리석은 사나이가 역시 妬婦와의 배필에 적합한 것은 당연한 것이다.

대개 淫女와 妬婦는 惡人과 賤人의 배필은 될 수 있으나 君子와 貴人의 배필은 될 수 없는 것이다. 七去의 惡(부모에게 불효한 여자, 아이를 못 낳는 여자, 음란한 여자, 질투하는 여자, 나쁜 병이 있는 여자, 말이 많은 여자, 도둑질한 여자) 가운데 음란한 것과 질투하는 것을 버리는 것이 첫째의 조건으로 되는 것이다. 세상 사람들이 '妬'라는 글자의 뜻을 알지 못하고 다만 여러 妾을 증오하는 것만으로써 말을 한다. 貴人도 선조의 後繼가 가장 중대한 문제인 즉 부인이 반드시 妾을 두는 것을 미워하는 것이 아니라, 가정을 소란케 하는 근본이 일찍이 많은 妾에서 기인되기 때문에 부인으로서 많은 妾 중에서 간교하고 아첨하는 자들만을 증오하는 것은 오히려 부인에게 있어서 현명한 품성일 것이니 무엇이 妬字의 뜻에 해당되는 것이겠는가? 『詩傳』에 이르기를 복숭아꽃이 아름다운데 그 잎도 무성하였다. 이 신부가 출가함으로써 그 가정을 평화케 한다는 것은 어진 사람을 좋아하고 착한 사람을 즐겨 가정을 평화케 함을 말한 것이고 그 가정을 다 평화롭게 못한다는 것은 어진 사람을 시기하고 能한 사람을 미워하여서 가정을 적합하게 하지 못하는 것을 말한 것이다.

대개 사람의 집에 질병이 끊이지 않고 사망이 계속 있으며, 자손이 어리석고 資産이 몰락하여지는 것은, 어리석은 사나이와 妬婦가 현인을 질투하며, 能한 사람을 미워하는 데서 기인되지 않는 것이 없다.

천하의 惡이 어진 사람을 질투하며 能한 이를 증오하는 것보다 더 많은 것이 없으며, 천하의 善이 어진 사람을 좋아하고 선한 것을 즐겨하는 것보다 더 큰 것이 없다. 어진 사람을 질투하거나 能한 사람을 증오하지 않으면서 악을 한다면 악이 반드시 많지 않을 것이며, 어진 사람을 좋아하지 않으며 선한 것을 즐겨 하지 않으면서 선을 한다면 선이 반드시 크지 못할 것이다.

옛 글을 낱낱이 참고하면 천하의 병을 받는 것은 모두 다 어진 사람을 질투하며 能한 사람을 증오하는 데서 생기는 것이며, 천하의 병을 치료하는 것은 모두 다 어진 사람을 좋아하고 선한 사람을 즐겨하는 데서 되는 것이다. 그러므로 나는 말하기를 어진 사람을 질투하고 能한 사람을 증오하는 것은 천하의 많은 病症이고, 어진 사람을 좋아하며 선한 사람을 즐겨하는 것은 천하의 큰 약이다.”

이상은 『廣濟說』을 번역한 것이지만 병을 고치고자 하면 마음의 병을 먼저 고쳐야 된다고 나는 굳게 믿는다.

第2章

四象辯論

사람의 체질이 네 가지로 나뉘어 있으니 肺가 크고 肝이 적은 者를 太陽人이라 하고, 肝이 크고 肺가 적은 者를 太陰人이라 하며, 脾가 크고 腎이 적은 者를 少陽人이라고 하며, 腎이 크고 脾가 적은 者를 少陰人이라고 한다.

太陽人은 腦顀頁(後頭, 뒤통수)가 旺盛하고 腰圍가 弱하며 얼굴은 모나며 둥글고 果斷氣가 있으며 性質이 疏通하고 交遇에 能하며 깊고 哀性과 暴發하는 怒情이 있으며 臟腑는 肺大肝小하니 항상 나아가고자 하고 물러나려 하지 않으니 '龍'의 性이라고 한다.

太陰人은 腰圍의 서 있는 形勢가 旺盛하고 腦顀頁가 약하며 肌肉이 堅實하고 正大한 氣가 있으며 性質은 成就性이 있으며 居處에 能하고 깊은 喜性과 허랑된 樂情이 있으며 항상 靜코저 하며 動코저 아니하니 '牛'의 性이라 한다.

少陰人은 膀胱의 앉은 자세가 旺盛하고 胸部가 弱하며 肌肉이 浮軟하며 성질은 端重하고(경망스럽지 않고) 黨與(서로 친숙하여 한 편이 되는 것)에 能하며 깊은 樂性과 허랑(虛浪)된 喜性이 있으며 항상 居處코저 하고(일정한 곳에 머물러 있으려 하고) 出코저 하지 아니하니 '驢(나귀)'의 性이라고 한다.

少陽人은 胸部가 旺盛하고 膀胱의 앉은 자세가 弱하며 脣(입술)과 頷(턱)이 淺薄하고(엷고) 날래고 강맹한 氣가 있으며 성질은 급하고 事務에 능하며 깊은 怒性과 暴發하는 哀情이 있으며 항상 動코저 하고 靜코저 아니하니 '馬'의 性이라고 한다.

太陽人의 體形은 그 수가 적어서 가장 分別하기 어렵다. 太陽人의 病은 噎膈, 反胃證, 解㑊證이니 저절로 分別하기 쉬우나 症勢가 甚하기 前에는 별로 큰 症勢가 나타나지 않으므로 完全하고 無病健康한 사람 같다. 한편 少陽人의 老人에게도 噎膈證이 있으니 太陽人病으로 잘못 다스려서는 안 된다.

太陽人 여자는 體形이 堅實하나 肝이 작아서 子宮이 不足한 관계로 生産하는 數가 적다.

太陰人과 少陰人이 서로 彷彿하여 少陰人도 키가 큰 者도 있고 太陰人도 키가 작은 者도 있어 分別하기 어려운 경우가 있는데 이때는 病證을 參酌하면 알 수 있다.

太陰人이 虛汗하면 完實하고 少陰人이 虛汗하면 大病이다.

太陰人이 堅剛하면 大病이요 少陰人이 堅剛하면 完實하다.

太陰人은 怔忡證(心悸亢進, 즉 가슴이 두근거리는 것)이 있으며 少陰人은 手足悗亂證(손발이 떨리고 힘이 없는 것)이 있다.

太陰人은 目眥上引證(눈꺼풀이 위로 당기는 것)이나 目睛內疼證(눈알, 검은자위가 아픈 것)이 있으나 少陰人은 이런 證이 없다.

少陰人은 平時 呼吸에 間或 太息(한숨 쉬는 것)하는 證이 있으나 太陰人은 이런 證이 없다.

太陰人은 瘧疾의 惡寒中에 能히 冷水를 마시나 少陰人은 冷水를 마시지 못한다.

太陰人은 항상 怯心이 있으니 怯心이 怔忡證에 이르면 大病이요, 少陽人은 항상 懼心(두려움, 조바심)이 있으니 懼心이 健忘에 이르면 險證(위험한 病證)이다.

少陰人은 항상 不安定한 마음이 있으니 마음을 鎭靜하면 脾氣가 復活되고 太陽人은 항상 急迫한 마음(조금도 여유가 없어 절박한 마음)이 있으니 이 마음을 鎭靜하면 肝의 血이 부드러워질 것(和)이다.

太陽人은 小便이 잘 通하면 完實하여 病이 없고, 太陰人은 땀이 잘 通하면 完實하여 病이 없고, 少陽人은 大便이 잘 通하면 完實하여 病이 없고, 少陰人은 飮食이 잘 消化되면 完實하여 病이 없다.

太陽人은 噎膈證이 있으면 胃脘의 上焦가 갈가리 찢어져 흩는 바람과 같고 **太陰人**은 痢疾에 걸리면 小腸의 中焦가 막혀 안개가 낀 것 같고 **少陽人**의 大便이 通하지 못하면 胸膈이 불타는 것 같고 **少陰人**이 泄瀉가 멎지 않으면 배꼽 아래가 얼음처럼 차다.

太陽人은 항상 怒心과 哀心을 경계해야 하고 **少陽人**은 항상 哀心과 怒心을 경계해야 하고 **太陰人**은 항상 樂心과 喜心을 경계해야 하고 **少陰人**은 항상 喜心과 樂心을 경계해야 한다. 이와 같이 하면 반드시 壽하지 못할 理가 없다.

사람의 體形과 氣象을 자세히 살펴보되 迷惑함이 있으면 病證을 參酌하여 明確하게 판단한 然後에 藥을 쓸 것이오 경솔하게 하지 말 것이며 危險한 病勢에는 한 첩의 藥이 사람을 죽인다.

華陀는 "養生之術은 매양 勞力(일)을 적게 하고 疲勞를 피하는 것이다"라고 말하였다. 또 어떤 老人은 "사람은 하루에 두 번 먹으면 족하며 네 번 다섯 번 먹는 것은 좋지 않다"고 하였고 이미 먹고 난 이후에 또다시 먹는 것도 좋지 않으니 먹지 말 것이며 이와 같이 하면 오래 壽하지 못할 理가 없다고 하였다.

東武 先生의 말씀에 한 고을 사람 萬名 中에 太陰人이 五千이요 少陽人이 三千이요 少陰人이 二千이요 太陽人은 三, 四 名 혹은 十餘 名에 불과하다고 하시었다. 筆者의 淺見으로 볼 때 지방에 따라 差가 있는 것으로 思料되니 參酌함이 좋을 것 같다.

筆者의 四象辨證 基準

다음에 평소의 경험을 參考하여 四象辨證의 기준을 記錄하니 研究資料로 쓰이면 多幸이겠다.

1. 氣象을 본다

太陰人은 무겁고 점잖은 氣象이 있고 少陰人은 沈着하고 端重한 氣象이 있고 少陽人은 날래고 강맹한 氣象이 있다. 太陽人은 과단성이 있고 용과 같은 氣象이 있다.

2. 體形을 본다

太陰人은 허리와 배의 서 있는 形勢가 旺盛하고 少陰人은 膀胱이 벌어진 편이며 兩脇이 좁다. 少陽人은 胸部가 旺盛하며 兩脇이 벌어진 편이다. 太陽人은 뒷머리의 일어선 형세가 旺盛하다.

3. 皮膚를 본다

太陰人은 두텁고 거칠다. 或 부드러운 者도 있다. 少陰人은 軟하고 부드럽다. 少陽人은 미끄럽고 엷어 보인다. 太陽人은 少陰人과 비슷하다.

4. 脈을 본다

太陰人은 길고 緊하다.

少陰人은 느리고 약하다.

少陽人은 뜨고 잦은 편(浮數)이다. 或 미약한 者도 있다.

5. 特徵을 본다

太陰人은 準頭(코끝)가 풍부한 者가 많으며 毛孔이 큰 편이다.

少陰人은 앞머리에 고수머리털이 있는 者가 많으며 毛孔이 작다.

少陽人은 앞머리가 성글고 뻐드러진 者가 많다. 毛孔은 보통이나 큰 者도 있다.

太陽人은 수척하게 보이고 용모가 뚜렷하다.

6. 行步를 본다

太陰人은 발이 무겁고 或 허리를 흔드는 者도 있다.

少陰人은 조심성 있게 걷는 편이다.

少陽人은 몸을 흔드는 者가 많다. 발이 가볍다.

太陽人은 발이 가볍다.

7. 音聲을 듣는다

太陰人은 말이 적으며 語韻이 웅장한 者도 있으나 대개는 沈重한 편이다.

少陰人은 沈着하고 溫順한 편이다.

少陽人은 語韻이 맑고 기운이 좋은 편이다.

太陽人은 말이 많고 급하다.

8. 性質을 본다

太陰人은 정직하고 고집이 세어 변동이 적으며, 얼굴에 항상 喜性을 띄고 있으며, 미련하고 우둔한 것도 太陰人의 특징이다.

少陰人은 溫順하고 沈着하며 초조해 하는 者도 있다. 얼굴은 樂性을 띤다. 急하여도 內省的이기 때문에 自己의 의견을 잘 표현하지 않는 것도 少陰人의 특징이다.

少陽人은 急하여서 발끈하기를 잘하며 참을성이 없다. 얼굴에 怒性을 잘 띤다. 싹싹하고 人情이 많은 것도 少陽人의 특징이다.

太陽人은 앞으로 나아가고 후퇴를 모른다.

9. 機能과 좋아하는 것을 본다

太陰人은 居處에 能하며 대개 오락을 좋아한다. 일을 싫어하며 事務에 敏達하지 못하나 硏究가 깊고 뒤를 염려하는 생각이 주밀(周密)하여 성취성이 강하다.

少陰人은 親友 교제에 能하고 매사를 細密하게 잘 처리하나 꼼꼼하여서 일에

진전이 없는 경우가 있다. 迫力이 없는 편이다.

少陽人은 活動力이 强하여서 일을 좋아하며 두뇌가 명석하여 판단력이 빠르며 자기 일보다 남의 일을 더 잘 보아준다.

太陽人은 성질이 疏通하고 교우에 능하다. 적극적이고 행동적이다.

10. 平素의 症勢를 본다

太陰人은 夏節에 땀을 많이 흘린다. 熱多者는 찬물을 좋아하고 寒多者는 더운 물을 좋아한다. 겁이 많은 편이다.

少陰人은 脾胃가 弱하여 消化器障碍가 많다. 더운 물을 좋아한다. 熱多者는 冷水도 잘 먹는다.

少陽人의 胃病者는 대개 便秘가 있다. 冷水를 좋아한다. 神經症勢가 많다.

太陽人은 가슴이 갑갑하고 吐하기를 잘한다.

11. 배(腹. 누워 있는 자세)를 본다

太陰人의 배는 계란형이다.　　少陰人의 배는 장고(長鼓)형이다.

少陽人의 배는 팽이형이다.　　太陽人의 배는 太陰人과 정반대이다.

(그림 참조.)

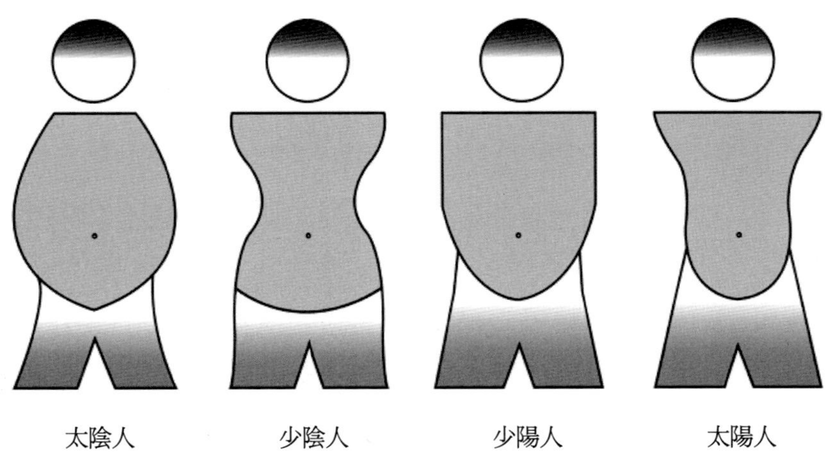

이상 필자의 경험에 비추어 몇 가지 제시하여보았으나 아직 미비한 점이 많을 것으로 思料된다. 더욱이 우리의 日常生活에 있어서 습관이야말로 제2의 天性이라고 하는 만큼 가정환경 등의 영향도 크며 地方마다의 特色도 있고 時代에 따른 流行의 영향도 무시할 수 없으며 특수한 운동으로 身體의 어느 部分이 極度로 發達되는 點도 있으니 어느 한 가지만 갖고 體質을 가린다는 것은 深思熟考할 필요가 있다고 본다.

近者에 와서 尺度法으로 몸을 재보고서 四象을 가리는 先生도 있고 脉을 보고서 가리는 先生, 또한 觀形察色만으로 가리는 先生, 針으로 가리는 先生도 있음을 볼 때 그 어느 것도 一理는 있으나 完全無缺한 것은 없음을 본다. 이 점 현대과학으로 확정을 보지 못하여 遺憾스럽기 恨이 없다.

참고로 盧正祐 敎授가 作成한 '四象醫學體質鑑別表'를 싣는다.

四象醫學體質鑑別表

體型 區分	太陽人 (肝型)	太陰人 (心·肺 型)	少陰人 (胃腸型)	少陽人 (腎型)
體形의 例示	나폴레옹, 李濟馬	金勝鎬, 黃貞順	金芝美, 南貞妊	李敏, 文貞淑
臟器의 기능	肺强·肝弱	肺弱·肝强	腎强·脾胃弱	腎强·胃强
象徵 및 氣稟	용. 果斷性, 패기 있음.	소. 바르고 떳떳함.	나귀. 치밀, 잔재주 있음.	말. 날쌔며 설렌다.
品性 및 용모	깔끔, 端雅	의젓, 鎭重	얌전, 溫順	똑똑, 明快
신경의 특징	聽覺	嗅覺	味覺	視覺
발병률 높은 질병	上氣, 안질, 脚弱, 소화불량(신트림)	고·저혈압, 大腸, 맹장, 변비, 노이로제, 장질부사, 심장병, 喘息, 肝臟疾患, 가스 中毒, 치질, 콧병, 문둥병, 황달, 두드러기	급·만성위장병, 위하수증, 위산과다증, 상습복통, 畏寒症(추위 타는 병)	晩成腎臟機能不全, 易怒症, 注夏病(여름 타는 병), 상습 腰痛, 性機能障碍(정력부족)
적합한 藥物	五加皮, 木果, 메밀, 松花	鹿茸, 麥門冬, 麻黃, 大黃	人蔘, 附子, 蘇葉, 巴豆	熟地黃, 枸杞子, 柴胡, 靈砂

區分 ＼ 體型	太陽人 (肝型)	太陰人 (心·肺型)	少陰人 (胃腸型)	少陽人 (腎型)
體形의 特徵	·특히 목덜미·뒷머리 발달 ·下顎이 빠름 ·눈이 작음	·피부 견실 ·근골의 발육 양호 ·원형·타원형 얼굴	·앞으로 굽은 體勢 ·살은 비교적 적음 ·골격은 굵은 편	·上體 발육 양호 ·머리가 앞뒤로 나오고 입술이 엷음 ·골격, 특히 下肢 가늘 ·보행시 안정감이 적음
기본 성격 장점	강직	너그러움	섬세	明敏
기본 성격 단점	독선	음흉	우유부단	輕率
行動	獨創적	活動적	思索적	突進적
態度	의욕 과잉으로 주위와 和同이 안 되고 才質이 뛰어남	行動이 듬직하고 體力도 좋고 꾸준하여 활동적이나 게으른 점도 있음. 겁쟁이	깔끔하여 집에 들어 앉기 원하며 매사에 소극적임	급한 성미에 比관적이며 잠시도 안정된 거동을 못 갖고 성내기 쉬움
대표적인 地方 기질	극히 희소함. 두뇌가 뛰어난 반면 감상적이며 번의가 잦음	함경도·경상도·제주도에 가까움	중부 지방, 특히 충청도·강원도에 가까움	평안도·경기도·전라도에 가까움
적합한 직업	天才型 발명가, 戰略家	實業家, 政治家, 호걸형	교육가, 종교가, 志士型 꽁샌원	상업인, 사무가, 일본인형의 군인
健康 狀態	小便이 많음	땀이 많음	飮食 소화가 잘됨	大便이 순함
危急 狀態	腰痛 顔色黑	關格(急性胃炎)	설사	大便 不通

出典: 盧正祐,『百萬人의 漢醫學』, 高文社, 1971, 177쪽.

『東醫壽世保元』의 四象所屬과 四象口訣

다음에 싣는 '四象所屬一覽表'와 '四象口訣'은『東醫壽世保元』의 내용을 정리한 것이다.

四象所屬一覽表

四象	太陽	少陽	太陰	少陰
四焦	上焦	中上焦	中下焦	下焦
四臟	肺(大)	脾(大)	肝(大)	腎(大)
四端	哀	怒	喜	樂

天機	耳聽天時	目親世會	鼻嗅人倫	口味地方
	天時極蕩	世會極大	人倫極廣	地方極邈
	天時大同 大同者天	世會大同 大同者天	人倫大同 大同者天	地方大同 大同者天
人事	肺達事務	脾會交遇	肝立黨與	腎定居處
	事務克修	交遇克成	黨與克整	居處克治
	事務各立 各立者人	交遇各立 各立者人	黨與各立 各立者人	居處各立 各立者人
知(性) 性＝慧覺 ＝德	頷有籌策	臆有經綸	臍有行檢	腹有度量
	籌策不可驕	經綸不可矜	行檢不可伐	度量不可夸
	籌策博通 博通者性	經綸博通 博通者性	行檢博通 博通者性	度量博通 博通者性
	頷有驕心	臆有矜心	臍有伐心	腹有夸心
行(命) 命＝資業 ＝道	頭有識見	肩有威儀	腰有材幹	臀有方略
	識見必無奪	威儀必無侈	材幹必無懶	方略必無竊
	識見獨行 獨行者命	威儀獨行 獨行者命	材幹獨行 獨行者命	方略獨行 獨行者命
	頭有擅心 擅心奪利	肩有侈心 侈心自尊	腰有懶心 懶心自卑	臀有慾心 慾心竊物
善	耳目鼻口觀於天 耳目鼻口好善無双	肺脾肝腎立於人 肺脾肝腎惡惡無双	頷臆臍腹行其知 頷臆臍腹邪心無双	頭肩腰臀行其行 頭肩腰臀怠心無双
	耳目鼻口人皆知 耳目鼻口天也知也	肺脾肝腎人皆賢 肺脾肝腎人也賢也	頷臆臍腹人皆愚 頷臆臍腹愚	頭肩腰臀人皆不肖 頭肩腰臀不肖
	耳好善聲 善聲順耳	目好善色 善色順目	鼻好善嗅 善嗅順鼻	口好善味 善味順口
惡	肺惡惡聲 惡聲逆肺	脾惡惡色 惡色逆脾	肝惡惡嗅 惡嗅逆肝	腎惡惡味 惡味逆腎
	肺以呼(上焦)	脾以納(中上焦)	肝以吸(中下焦)	腎以出(下焦)
	哀性	怒性	喜性	樂性
	肺之黨 胃脘, 舌, 耳, 頭腦, 皮毛 舌之津海 (耳之根本) 津海藏意 頭腦之膩海 (肺之根本)	脾之黨 胃, 乳, 目, 背, 膂, 筋 乳之膏海(目之根本) 膏海藏慮 背膂之膜海 (脾之根本)	肝之黨 小腸, 臍, 鼻, 腰脊, 肉 臍之油海(鼻之根本) 油海藏損 腰脊之血海 (肝之根本)	腎之黨 大腸, 前陰, 口, 膀胱, 骨 前陰之液海 (口之根本) 液海藏志 膀胱之精海 (腎之根本)

四象口訣

	太陽人	太陰人	少陰人	少陽人
形貌	容貌方圓有果斷氣 龍之性	肌肉堅實修整正大 牛之性	肌肉浮軟簡易小巧 驢之性	唇頷淺薄有剽銳氣 馬之性
臟腑	肺大肝小	肺小肝大	脾小腎大	脾大腎小
性情	有暴怒深哀 欲進而不欲退	有浪樂深喜 欲靜而不欲動	有浪喜深樂 欲處而不欲出	有暴哀深怒 欲擧而不欲措
病證	外感腰脊病 內觸小腸病	胃脘受寒表寒病 肝受熱裡熱病	腎受熱表熱病 胃受寒裡寒病	脾受寒表寒病 胃受熱裡熱病

第3章

四象生理

한의학에서는 人體生理의 機構·組織을 보통 臟腑라 한다. 古人은 肺 脾 肝 腎 心을 五臟이라 하고 胃 小腸 大腸 膽 膀胱 三焦를 六腑라 하여 臟과 腑의 관계에 同律的 價値를 부여하여 상대적으로 말하였다.

그러나 東武公은, 臟은 人體生理機能의 原動力, 腑는 그에 所屬되어 實質的인 役割만을 맡는 器官이라는 主從關係를 설정하여 腑를 臟의 系統(예로 胃는 脾之 黨)에 編入하였다. 그리고 五臟의 하나인 心을 다시 一身의 主로 하고 四臟을 나 누어 心을 土, 肺를 金, 脾를 火, 肝을 木, 腎을 水라 하였으며, 三焦를 四焦로 分類 하여 各其 四臟이 잡고 있는 자리를 明示하였다. 이는 四象醫學의 獨特한 生理論 이다(도표 참조).

四象의 臟腑所在圖

四臟	位置	臟屬	位置	外體限界	四焦
肺	佳頁下背上	胃脘	頷下胸上	背胸以上	上焦
脾	膂部	胃	膈部	膈之間	中上焦
肝	腰部	小腸	臍部	腰臍之間	中下焦
腎	腰脊下	大腸	臍腹下	脊臍之間	下焦

四象의 全體所屬圖

主官	四臟	所屬系統	四象人의 虛實關係		
			四象	虛	實
心	肺	胃脘, 舌, 耳, 頭腦, 皮毛	太陽人	肝黨	肺黨
	脾	胃, 乳, 目, 背膂, 筋	太陰人	肺黨	肝黨
	肝	小腸, 臍, 鼻, 腰脊, 肉	少陰人	脾黨	腎黨
	腎	大腸, 前陰, 口, 膀胱, 骨	少陽人	腎黨	脾黨

第4章
四象藥理

1. 東武의 用藥論

李濟馬선생은 제반 약재를 四象에 따라 분류하여 처방을 정하시었다. 그것은 본초에 의하였지만 선생이 창작하신 묘한 처방이다. 현대 의사들이 본초에만 의거하여 각자의 의견으로 선생의 처방에 加減하는 예가 있으나 加減하는 데는 신중을 기하여야 할 것이다.

예를 들어 보자. 소양인 질병에 黃連淸腸湯의 처방을 제정하시고 말씀하시기를, "본방에 木通 二錢을 去하고 荊芥 一錢을 加하면 임질을 치료한다"고 하시었다. 木通은 세상에서 알기를 利小便하는 약으로 아는데, 임질에 해당한다고 할 수 있거늘, 어찌하여 木通 二錢을 제거하고 荊芥 一錢을 加하라고 하시었는가? 木通 二錢을 그대로 두고 荊芥 一錢을 加하면 더욱 효과적이 아니겠는가? 선생의 『藥性論』에 말씀하시기를 "木通은 腎臟을 壯實케 하여 내외에 충족케 하는 힘이 있다"고 하시었다. 선생은 木通을 補藥으로 규정하시었으므로 임질에는 모든 더러운 것을 씻어 내리는 약으로 집중하여가는 데 조금이라도 補하는 약은 불가하므로 木通은 버리라고 하신 것이다. 이로 보더라도 선생이 맛보고 시험하신 후에 처방을 정하심이 틀림없을 것이니 후인들도 선생과 같이 여러 번 시험하지 않고는 함부로 본초에만 의지하는 것은 재고할 필요가 있다고 사료된다.

　대개 사람의 질병이란 내부에서 발생한 것은 반드시 기운의 升降으로 말미암아 발생한다. 선생이 말씀하시기를 "哀怒의 기운은 위로 오르고, 喜樂의 기운은 아래로 내린다"고 하시었다. 오르는 기운이 많은 자는 下焦가 허약하고 내리는 기운이 많은 자는 上焦가 허약하니 치료방법은 上焦가 허약한 자는 약을 써서 기운을 올려야 하고 下焦가 허약한 자는 약을 써서 기운을 내려야 한다. 이것이 의학의 大要인 것이다. 洋醫學은 局部 치료에만 주력하고 기운의 승강하는 이치에는 전연 어두워 완전한 의학이라고 할 수 없다. 약물이 사람에게 補益하는 것은 약물이 체내에 계란이나 우유처럼 사람에게 補益하는 성분이 있어서가 아니라 사람의 체내에 있는 기운을 올리고 내리는 작용이 있기 때문이다. 사람의 체질이 上焦가 약한 자는 반드시 下焦가 왕성하고 下焦가 약한 자는 반드시 上焦가 왕성하니 약물이 사람의 肢體內에 있는 기운을 끌어올려서 上焦를 補하고 밀어내려서 下焦를 補하는 효능이 있을 따름인 것이다.

　인삼과 녹용을 예로부터 진귀한 약으로 여겨왔다. 그러나 다만 인삼은 元氣를 補하고 녹용은 補陰한다고만 말했고, 그 이유를 명백히 말한 대목은 별로 없다. 또 과학 만능을 주장하는 현대 학자들도 무엇 때문에 인삼·녹용이 좋은 약인가를 아는 자가 별로 없다. 인삼은 下焦에 있는 기운을 끌어올려다가 脾를 補하고, 녹용은 中·下焦에 있는 기운을 끌어올려다가 肺를 補하나니, 그러므로 脾가 약한 자가 인삼을 복용하여 큰 효력을 얻고 肺가 약한 자가 녹용을 복용하여 많은 효력을 얻는다. 熟地黃과 山茱萸는 中·上焦에 있는 기운을 밀어내려 下焦를 補하므로 腎臟이 약한 자가 복용하여 효력을 얻고 獼猴桃와 蕎麥 등은 上焦에 있는 기운을 밀어내려 中·下焦를 補하므로 肝臟이 약한 자가 복용하여 효력을 얻는 것이다. 東武 선생이 창작하신 四象醫學說이 아니고는 약물의 효능을 진지하게 설명하는 자가 있을 수 없으니 이 얼마나 千萬古에 다시없는 위대한 발명이 아니겠는가!

이하에서는 杏坡 李泰浩 선생의 『東醫四象診療醫典』(杏林書院 刊)의 14~27쪽
의 내용을 기초로 정리하였다.

東武 先生은 神農 이래 歷代 諸本草家의 傳統的 學說(藥은 證에 따르는 것이지 사
람과는 관계가 없다)을 발전시키어 사람과 病의 兩要素로 區分하여 사람에 따르
는 藥理라고 하는 新學說을 發表하였다.

2. 少陰人의 藥性歌(東武遺稿)

人蔘 補脾和脾하고

白朮 健脾直脾하고

炙甘草 固脾立脾라

當歸 壯脾而有內守之力하고

川芎 壯脾而有外攘之勢하고

官桂 壯脾而有充足內外之力이라

陳皮 錯綜脾氣之參伍[1]均調라

白芍藥 收歛脾元하고

藿香 砂仁 定氣定魂이라

乾干 肉豆蔲 溫肉理하고

製半夏 炮南星 消脾痰이라

蘇葉 葱白 解肌之表邪하고

桃仁 醒脾之眞氣하고

蓬朮 三稜 滌脾之穢氣라

---

1) 參伍: 或三或五하여 相互錯綜되는 것을 말한다. 여기에서는 脾氣의 錯綜으로 因한 脉의 不均等을 調整
  시킨다는 뜻이다.

炮附子 爲脾元帥之藥하야 能驅逐脾元虛弱而不能除外冷하야

　　　冷氣侮脾周匝凌侵於胃之四圍者라

木香 丁香 香附子 開脾之胃氣而消食進食이라

紫河車 能除脾之久病하고

巴豆 通脾之關格이라.

3. 少陰人 要藥

人蔘	附子	肉桂	砂仁	桂枝	桂皮
赤芍藥	吳茱萸	白朮	蒼朮	當歸	川芎
丁香	木香	良薑	乾薑	藿香	香薷
半夏	草果	陳皮	靑皮	白芍藥	香附子
白豆蔲	肉豆蔲	黃芪	丹參	益智仁	川練子
玄胡索	苦練根	赤石脂	五靈脂	蘇子	蘇葉
益母草	金沸草	山楂	大棗	枳實	楮實
巴豆	巴戟	貫衆	鬱金	細辛	石斛
罌粟	杜冲	丁公藤	蘇合香	安息香	茵陳
蘇木	南星	韮子	三七根	水鐵	甘草
甘藷	鷄肉	鳩肉	雉肉	狗肉	蜜
鐵粉	厚朴	禹餘粮	乾漆	橘紅	胡椒
大腹皮	訶子	白何首烏	赤何首烏	茴香	烏頭
三稜					

4. 少陽人의 藥性歌

熟地黃 補腎和腎하고

山茱萸 健腎直腎하고

茯苓 固腎立腎이라

知母 壯腎而有內守之力하고

澤瀉 壯肺而有外攘之勢하고

木通 壯腎而有充足內外之力이라

牧丹皮 錯綜腎氣之參伍均調라

黃栢 收歛腎元하고

桑椹 枸杞子 安精安志라

石花 童便 溢骨髓하고

苡薏仁 竹瀝[2] 豁腎痰이라

羌活 防風 解腎氣之表邪而羌活이 優力이니라

黃連 梔子 醒腎之眞氣하고

滑石 猪苓 滌腎之氣라

麥芽 生地 地骨皮 竹茹[3] 開腎之胃氣而消食進食이라

石膏 爲腎元帥之藥하야 能驅逐腎元氣弱而不能除外熱하야 熱氣侮腎
周匝凌侵於胃之四圍者라

輕粉 除腎之久病하고

甘遂 通腎之結胸이라.

---

2) 竹瀝은 太陰人의 藥이니 傳書의 誤가 아닌가 한다.
3) 竹茹는 太陰人의 藥이니 傳書의 誤가 아닌가 한다.

5. 少陽人 要藥

熟地黃	生地黃	肉蓯蓉	兎絲子	枸杞子	覆盆子
山茱萸	牧丹皮	羌活	獨活	猪苓	澤瀉
柴胡	前胡	荊芥	防風	黃連	黃栢
苡薏仁	牛蒡子	地骨皮	靑葙子	金銀花	忍冬
乳香	沒藥	甘遂	大戟	苦蔘	薄荷
靈砂	朱砂	玄蔘	連翹	木通	燈心
瞿麥	冬葵	石膏	黃丹	輕粉	琥珀
靑蒿	紅花	檳榔	蘆薈	芒硝	靑黛
斑猫	蜈蚣	天花粉	夏枯草	童便	木賊
知母	茯苓	釣鉤藤	胡桐淚	虎杖根	海金砂
石雄黃	自然銅	蘆甘石	馬齒莧	地膚子	草決明
大麥	葵花	女貞實	海蔘	地榆	田螺
龜	鼈	銅屑	蟾蜍	猪肉	茄子
柑子	滑石	馬	西爪	王不留行	菘菜
水銀	神麴	車前子			

6. 太陰人의 藥性歌

麥門冬 補肺和肺하고

五味子 健肺直肺하고

砂糖 固肺立肺라

山藥 壯肺而有內守之力하고

桔梗 壯肺而有外攘之勢하고

牛黃 壯肺而有充足內外之力이라

石菖蒲 錯綜肺氣之參伍均調라

黃芩 收歛肺元하고

酸棗仁 龍眼肉 安神安意라

天門冬 甘菊 開皮毛하고

桑白皮 杏仁 潤肺痰이라

麻黃 款冬花 解肺之表邪라

連肉 薏苡 白果 黃栗 開肺之胃氣而消食進食이라

熊膽 爲肺元帥之藥하야 能驅逐肺之邪氣而其功이 如脾之炮附子와 腎之石膏也라

遠志 小白皮(楛根白皮) 醒肺之眞氣하고

鬱金 朱砂4) 滌肺之穢氣라

麝香 能除肺之久病하고

大黃 通肺之痢疾이라.

7. 太陰人 要藥

鹿茸	龍眼肉	龍骨	牛黃	麝香	熊膽
麥門冬	天門冬	栢子仁	蓮子肉	薏苡仁	萊菔子
桔梗	升麻	葛根	麻黃	黃芩	白芷
遠志	石菖蒲	黃栗	白果	大黃	麻子
款冬花	酸棗仁	皂角	藁本	山藥	浮萍

---

4) 鬱金은 少陰人藥, 朱砂는 少陽人藥이니 傳書의 誤가 아닌가 한다.

烏梅	杏仁	樗根白皮	桑白皮	紫菀	五味子
使君子	續斷	白蒺藜	蒲公英	威靈仙	白薇
白薟	白礬	蒲黃	蛇床子	鳳仙子	梔子
砂糖	金箔	龍腦	沙蔘	橡實	澤蘭
馬兜鈴	貝母	穿山甲	續隨子	天竺黃	桑寄生
金	桑螵蛸	白殭蠶	烏梅	土茯苓	杏
樺皮	蒼耳子	薔茈	紫草	京墨	銀
海藻	海帶	石耳	唐皂角	李	昆布
荔枝	松耳	竹茹	蟛蜞	白芨	大麻
蕨菜	榆皮	大豆	靑礞石	南苽	冬苽
虎骨	海松子	土芋	阿膠	牛肉	大豆黃卷

8. 太陽人 要藥設方

太陽人은 四象人 중에서 그 수가 절대 소수이며 또한 適應藥도 많지 않다. 참
고로 덧붙인다.

蕎麥 實腸胃之力하고

蘆根 治乾嘔噎 五噎煩悶이라

木果 止嘔逆(煮汁飮之)하고

蚌蛤 治反胃吐食이라

松節 療脚軟弱하고

五加皮 治兩脚疼痹 骨節攣急 痿躄이라(小兒三歲不能行에 服此便行走라)

杵頭糠 治噎食 咽喉塞하고

獼猴桃5) 治熱塞反胃라(取汁飮)

鯽魚 治反胃하고

葡萄根 止嘔噦(濃煎服)라.

[**表症**]

五加皮壯脊湯

五加皮 四錢

木果 松節 各二錢

葡萄根 蘆根 櫻桃肉 各一錢

蕎麥半匙

[**裏症**]

獼猴藤植腸湯

獼猴桃 四錢

木果 葡萄根 各二錢

蘆根 櫻桃 五加皮 松花 各一錢

杵頭糠半匙

※ 太陽人 內觸小腸病 用獼猴藤植腸湯 外感腰脊病 用五加皮壯脊湯

9. 太陽人 經驗方

太陽人에 대한 臨床例가 매우 적으므로 자연히 그 方劑도 적다. 이하에서는
필자 나름대로의 경험을 기초로 몇몇 處方을 제시해본다.

---

5) 미후도는 다래를 뜻한다.

中風不語 松葉搗汁 和清酒頓服 取汗

口眼喎斜 五加皮酒煎 頓服

偏風不遂 或 失音不語 五加皮釀酒 每日 頓服至醉

歷節風 五加皮酒 煎服

癲癇 木果 一兩 水煎久服

霍亂 松節 水煎 和酒服 二, 三次

關格＝便閉 脹悶欲死 木果一兩 煎服

傷寒 蕎麥 一合 水煎 和酒服 取汗

傷風 五加皮 二兩 煎服

傷食 杵頭糠 蘆根 各三錢 煎服

傷酒 蕎麥 木果 各五錢 煎服

中寒 木果 取汁 服之

中濕 松節 煎服 以差爲度

中暑 木果 生汁 飮之

瘟疫 松葉爲末和清酒 隨量下

泄瀉 松葉取汁 頓服

嘔吐 木果 蘆根 各五錢 煎服

消渴 鮪魚去腸 留鱗入茶葉 包紙煨熟食之

咳嗽 蛤蚧爲末 每二錢 和酒服

瘧疾 蕎麥粥 隨量服 連三日

痢疾 蕎麥麵炒 二錢 溫水下

淋疾 蕎麥作粥 空心隨量服

痔疾 木果爲末 取鯽魚身上 涎和塗之

黃疸 蕎麥水煎 多服

疝症 蕎麥浸酒 晒乾爲末 作丸 每空心 鹽湯下 五十介, 一, 二月去根

脫肛 木賊燒存性 糝之按入卽止

積聚 蕎麥爲末 和熱水 每五錢 空心服

癥瘕 杵頭糠合蕎麥爲末 糊丸 梧子大 每四五十丸 空心冷水吞下

水腫 蕎麥 二兩 水煎 空心日再服

鼓脹 葡萄連蔓 幷實與根 水煎服 一大碗 空心 服 日三回

惡心 鮒魚 水煮 取汁煎

反胃 大鯽魚一尾 去腸 留鱗 燒存性 爲末 每一錢 酒調服

虛勞 五加皮 一兩 水煎服

勞瘵 五加皮 松花 各等分 多煎服

鬱症 葡萄 木果 各二錢 水煎服 日三次

不寐 鮒魚煮熟 隨意服之

健忘 五加皮 多煎服

驚悸 木果 五錢 水煎服

邪崇 蕎麥煎水 更煎 木果 一兩 頓服

痞滿 杵頭糠 每一匙 溫水下

痼冷 木果 成膏 作丸 梧子大 每三十丸 米飲下

小便不通 蕎麥米 爲末 和水服 方寸匙 日三次

小便不禁 五加皮 葡萄藤 各一兩 煎服

大便不通 蕎麥末 井華水調下

遺精(虛勞 驚悸 內熱 腎虛 皆有此症) 五加皮 無時長服

赤白濁 葡萄根煎 空心服

虛汗 自汗 盜汗 松花 和水 每服 五錢

諸蟲 木果 一兩 蕎麥 一兩 水煎服

九竅出血 五加皮 煎水 和葡萄末 二錢服

吐血 五加皮 煎水 和杵頭糠 二錢服之

衄血 松花爲末 五錢 和溫水下

下血 蕎麥爲末 每一兩 葡萄煎水 和下

聲音(失音 或 嚘音) 蕎麥末 一兩 和水服

頭風(傷風冷痛) 五加皮煎水 和蕎麥末 五錢熱服

頭痛(傷寒痛 或 痰痛) 蕎麥粉 一兩 溫水下

面病(瘢䵟 面風刺黑氣 或赤痒) 五加皮 爛煎一次內服 一次洗面

目病(內外障一切痛) 松花爲末 和人乳頻頻入眼

鼻病(鼻淵 鼻塞 鼻中瘜肉 鼻瘡) 葡萄末 吹鼻孔

耳病(耳痛 耳瘡 耳鳴 耳聾) 蕎麥作湯 食後服 又取水點耳中

牙齒(虫齒 風齒 牙齦痒痛) 五加皮 葡萄根 煎水 頻頻含漱

咽喉 松節煎湯水 和蕎麥熱服

毛(髮落不止 頭髮不生) 松節煎服

手病(指腫不仁 十指俱痛) 松節煎服

臂病(痰疼風痺) 松節 五加皮 各二兩 水煎服

肩背(强硬又熱腫) 松節 五加皮 各二兩 水煎服

心胸(冷熱蟲諸痛) 杵頭糠爲末 二錢 木果水調服

腹痛(冷·熱·血·蟲痛) 木果 五錢 蕎麥一兩 水煎服

脇痛(有積塊脹痛 卒痛) 葡萄根 煎服

腰痛 五加皮 松節 各五錢爲末 酒調服

足趾(紅腫冷痺 爛瘡) 松葉細切 每三匙 白湯空心下 日三次

脚氣(風濕瘡) 木果切片 盛囊付之

男女陰疾 五加皮 松葉等分 水煎服

月經不調 馬鞭草 五斤煎 成膏 每半匙 熱酒化下 日三次

帶下 蕎麥炒爲末 糊丸 梧子大 每五十丸 鹽湯下

10. 他藥受害例

體質에 맞지 않는 藥을 쓰면 副作用이 많다. 예를 들어 太陰人의 要藥인 葛根을 少陽人에게 應用하면 嘔逆, 少陰人에게 應用하면 呃氣를 招來하는 害가 있다. 참고하기 바란다.

1) 太陰人藥

葛根 少陽人＝嘔逆

　　　少陰人＝呃氣

大黃 少陰人＝泄瀉

麻黃 少陰人＝口渴 汗多 惡寒

使君子 少陰人＝呃氣

生牛肉 少陰人＝痢疾

皂角 少陽人＝嘔逆

2) 少陰人藥

桂枝 太陽人＝陽毒升

　　　太陰人＝陽毒升

雞肉 少陽人＝陽毒發斑

當歸 太陰人＝泄瀉

附子 少陽人＝熱升毒 惡寒

人蔘 少陽人＝熱升毒

沈香 少陽人＝口渴

巴豆 太陽人＝腸痛泄瀉

3) 少陽人藥

甘遂 太陰人＝胸燥煩痛

　　　少陰人＝口渴 泄瀉

輕粉 少陰人＝腹痛

蕎麥6) 少陰人＝浮氣生

苽　 少陰人＝泄瀉

靈砂 少陰人＝手足厥冷

　　　太陰人＝口渴

梨子 少陰人＝呃氣

石膏 少陰人＝痰盛泄瀉

　　　太陰人＝手足厥冷

水銀 太陰人＝眩暈

　　　少陰人＝腹痛

柴胡 太陰人＝汗不止

　　　少陰人＝汗不止

猪肉 少陰人＝滯動風

知母 少陰人＝大害

黃栢 太陰人＝小便閉

　　　少陰人＝嘔逆

黃連 少陰人＝頭痛

---

6) 浮麥의 오자라고 생각된다.

11. 隨症加減法

같은 頭痛에도 太陰人은 桔梗, 少陰人은 桂枝, 少陽人은 黃連을 加하여야 한다.
다음의 도표를 참조하기 바란다.

	太 陰 人	少 陰 人	少 陽 人
頭痛	桔梗 升麻 遠志 黃芩	桂枝 當歸 川芎	苦蔘 生地黃 石膏 牛蒡子 黃連
腹痛	柏子仁 元肉(龍眼肉) 使君子肉	乾薑 官桂 附子 五靈脂 吳茱萸 益智仁	苦蔘 滑石 黃連
風症	山藥 遠志 石菖蒲	砂仁 一錢 烏藥 人蔘 各一兩	生地黃 石膏 各一兩
寒症	桔梗 麻黃 升麻 萊菔子 薏苡仁	乾薑 桂枝 官桂 附子 白芍藥	苦蔘 靈砂 柴胡 黃連 生地黃
嘔吐	桔梗 大黃 款冬花 麥門冬 五味子	乾薑 桂枝 藿香 半夏 白朮 生薑	甘遂 前胡 苽蔞仁
發汗	桔梗 麻黃 黃芩	桂枝 蒼朮 黃芪 白芍藥	羌活 獨活 柴胡 前胡
止汗		桂枝 附子 黃芪	澤瀉 山茱萸 熟地黃
尿不利	桔梗 浮萍 黃芩 麥門冬	乾薑 良薑 益智仁 陳皮 靑皮 白何首烏 赤何首烏 香附子	羌活 獨活 防風 猪苓 梔子 澤瀉 荊芥 車前子
泄瀉	乾葛 乾栗 萊菔子 薏苡仁 樗根白皮	桂枝 蒼朮 藿香	苦蔘 生地黃 石膏 澤瀉 黃連
霍亂		官桂 附子	
腹冷		乾薑 肉豆蔻	
挾滯	大黃 遠志 萊菔子	半夏 蓬朮 砂仁 三稜	牧丹皮
痰喘	款冬花 桑白皮 五味子 白果	桂枝 半夏 生薑 玄胡索	苽蔞仁 熟地黃 靈砂 前胡 荊芥 防風
痢疾	桔梗 樗根白皮	大蒜 罌粟殼 益母草 赤石脂 淸蜜	苽蔞仁 白茯苓 生地黃 川黃連 澤瀉
燥熱	葛根 大黃 升麻 皂角		
瘧疾		桂枝 白朮 白何首烏 人蔘	

第5章

太極鍼法

제5장은 故 晚齊 李炳幸 先生 編著『鍼道源流重磨』344~353面에서 拔萃한 것이며 其治療效果가 많으므로 試用하기를 勸告한다.

1. 緒論

우리 東洋醫學은 半萬年의 悠久한 歷史를 가지고 있기 때문에 奧妙한 眞理를 開拓하였다고 하겠으나 反面 多樣한 學派가 群出하여 後學으로 하여금 도리어 迷惑케 하므로 斯學發展에 支障이 많았다고 보겠다. 그러므로 나는 가장 簡便하고도 合理的이며 體系的인 方法을 探究하였으니 이것이 바로 四象醫學의 原典인 『東醫壽世保元』(以下는 原典이라 略述함)을 土臺로 하여 硏究된 太極針法이다. 四象醫學은 病理를 爲主로 함이 아니요 體質을 爲主로 하였으니 太陽 太陰 少陽 少陰의 四體質로 區分하여 簡便하고도 合理的이라서 可謂 東洋醫學을 果敢히 大整理한 醫學의 捷徑이라고 하겠으나 體質鑑別의 難點이 있는 것이다. 그러므로 原典의 著者인 李濟馬 先生도 이 點의 未完成을 自認하고 後學에게 遺言하였으니 下記와 같다.

原典 少陰人篇에 云하되 少陰人의 中氣病 舌捲不語에 醫者가 合谷穴에 行針하

니 그의 效果가 대단히 좋아서 其他諸病에 試驗한즉 그의 效果가 藥보다 越等하더라. 그러면 針穴도 또한 太少陰陽의 四象人穴이 있을 것이니 後學은 研究開發하여 活人積德하기를 懇曲히 바라노라. 그러나 合谷穴만으로는 體質鑑別이 到底히 不可能하므로 代表穴을 發見하기에 腐心한 나머지 原典卷一 臟腑論에 心은 光明瑩澈하여 一身의 主宰가 되니 耳目口鼻와 肺脾肝腎과 頷臆臍腹及頭手足等을 모두 統轄支配한다 하니 卽 心經의 四穴로 體質鑑別을 成功할 수 있는 것이다.

2. 本論

1) 四象의 意義

(1) 四象圖表

極一·				·一太			
陰				陽			
太陰		少陽		少陰		太陽	
坤	艮	坎	巽	震	离	兌	乾
八	七	六	五	四	三	二	一
卦四十六은 八八							

(2) 四象圖表解

이 圖表는 『周易』의 伏羲八卦次序圖이다.

太極은 萬物의 原核이 되는 것이니 例를 들면 桃核과 같아서 桃核의 發芽는 最初에 二葉이 生하니 이것이 바로 太極에서 生한 陰陽과 같고 또다시 發芽하면 四葉이 되니 이것이 바로 四象이며 또다시 成長發芽하면 八葉이 되니 이것이 八卦요 또다시 成長하여 六十四卦가 되는 것이다.

2) 四象과 人間의 關係

人間은 비록 萬物之靈長이라고 自稱하나 宇宙의 一分子에 不過하므로 人間은
小宇宙라 하여 四象人 卽 太陽人 太陰人 少陽人 少陰人으로 區分하였으니 血液型
의 區分原理와 類似한 것이다.

3) 四象人의 臟器 大小 關係

(1) 四象人의 臟器 大小

太陽人(肺大肝小)

太陰人(肝大肺小)

少陽人(脾大腎小)

少陰人(腎大脾小)

(2) 四象人의 臟器 大小 理由(原典 四端論)

太陽人은 哀性이 遠散而怒情이 促急하니 哀性이 遠散則氣注於肺而肺益盛이요
怒情이 促急則氣激於肝而肝益削하나니 太陽人之臟局이 所以로 成形於肺大肝小
也요, **少陽人**은 怒性이 宏抱하고 哀情이 促急하여 怒性이 宏抱則氣注於脾而脾益
盛이요 哀情이 促急則氣激於腎而腎益削하니 少陽人之臟局이 所以로 成形於脾大
腎小也며, **太陰人**은 喜性이 廣張而樂情이 促急하니 喜性이 廣張則氣注於肝而肝益
盛이요 樂情이 促急則氣激於肺而肺益削하나니 太陰人之臟局이 所以로 成形於肝
大肺小也요, **少陰人**은 樂性이 深確而喜情이 促急하니 樂性이 深確則氣注於腎而腎
益盛이요 喜情이 促急則氣激於脾而脾益削하나니 少陰人之臟局이 所以로 成形於
腎大脾小也라.

4) 四象人의 體質 形成

(1) 四象人의 體質

太陽人(金性體質)

太陰人(木性體質)

少陽人(火性體質)

少陰人(水性體質)

(2) 四象人의 體質 形成 理由

太陽人은 肺大하므로 肺屬金하니 金性體質이 되며,

太陰人은 肝大하므로 肝屬木하니 木性體質이 되며,

少陽人은 脾大하므로 脾屬火하니 火性體質이 되고,

少陰人은 腎大하므로 腎屬水하니 水性體質이 된다.

5) 診斷法

(1) 尺度法(體質鑑別의 第一法)

患者를 仰臥伸足하고 布尺으로 乳房上과 下及第十一肋骨端下와 腸骨棘上의
周圍를 測量한 後, 下의 B四象人의 體質形態에 依하여 四象人의 體質을 鑑別하나,
此法은 正確性이 稀薄하므로 輪郭만 定한 後에(假定) 下의 第二法으로서 四象人
의 體質을 判定한다.

① 臟器의 部位

　ㄱ. 乳房上(肺部位)

　ㄴ. 乳房下(脾部位)

　ㄷ. 第十一肋骨端下(肝部位)

　ㄹ. 腸骨棘上(腎部位)

② 四象人의 體質形態

　ㄱ. 太陽人(乳房上 > 乳房下)

　ㄴ. 太陰人(乳房下 > 乳房上)

　ㄷ. 少陽人(第11肋骨端下 > 腸骨棘上)

　ㄹ. 少陰人(腸骨人棘上 > 第十一肋骨端下)

註: 太陽人과 少陽人은 모두 乳房上이 크므로 鑑別上 混線을 招來할 수 있으나 太陽人과 太陰人은 乳房下의 大小로 鑑別하고(乳房下 〉乳房上은 太陰人) 少陽人과 少陰人은 腸骨棘上의 大小로 鑑別한다.

(2) 太極針法(體質鑑別의 第二法)

① 太陽人(少府火穴補)

② 太陰人(靈道金穴補)

③ 少陽人(少海水穴補)

④ 少陰人(神門土穴補)

註: ·太陽人은 金氣가 太過하므로 火穴인 少府를 補한즉 火克金하여 體內의 氣血이 調節되기 때문에 卽時로 發效하고,

·太陰人은 木氣가 太過하므로 金穴인 靈道를 補한즉 金克木하여 卽時로 發效하며,

·少陽人은 火氣가 太過하므로 水穴인 少海를 補한즉 水克火하여 卽時로 發效하고,

·少陰人은 水氣가 太過하므로 土穴인 神門을 補한즉 土克水하여 卽時로 發效한다.

6) 四象人의 臟腑配屬

① 肺黨(胃脘卽上焦 舌 耳 頭腦 皮毛)

② 脾黨(胃 兩乳 目 背膂 筋)

③ 肝黨(小腸 臍 鼻 腰脊 肉)

④ 腎黨(大腸 前陰 口 膀胱 骨)

註: 原典卷一 臟腑論에서

·肺는 外歸于皮毛故로 胃脘與舌耳頭腦皮毛는 皆肺之黨也요,

·脾는 外歸于筋故로 胃與兩乳目背膂筋은 皆脾之黨也이며,

·肝는 外歸于肉故로 小腸與臍鼻腰脊肉은 皆肝之黨也요,

·腎는 外歸于骨故로 大腸與前陰口膀胱骨은 皆腎之黨也니라.

7) 四象人의 臟腑 大小 序例

① 太陽人

　　ㄱ. 大臟腑(肺 脾 胃 上焦)

　　ㄴ. 小臟腑(腎 膀胱 大腸 肝 膽 小腸)

② 太陰人

　　ㄱ. 大臟腑(肝 膽 小腸 腎 膀胱 大腸)

　　ㄴ. 小臟腑(脾 胃 肺 上焦)

③ 少陽人

　　ㄱ. 大臟腑(脾 胃 肺 上焦)

　　ㄴ. 小臟腑(肝 膽 小腸 腎 膀胱)

④ 少陰人

　　ㄱ. 大臟腑(腎 膀胱 大腸 肝 膽 小腸)

　　ㄴ. 小臟腑(肺 上焦 脾 胃)

註: 臟腑大小序例는 原典卷一 擴充論을 土台로 하여 發見하였다.

8) 取穴法

(1) 12原穴

肺(太淵) 胃(衝陽) 大腸(合谷) 肝(太衝) 小腸(腕骨) 膽(丘墟) 三焦(陽池) 腎(太谿) 脾(太白) 膀胱(京骨) 心(神門) 心包(大陵)

(2) 原穴을 取한 理由

　　ㄱ. 原典卷 2 少陰人篇에 曰 少陰人의 中氣病舌捲不語에 有醫하여 針合 谷穴 而其效가 如神이라 하니 合谷은 大腸經의 原穴인 同時에 大腸은 腎의 黨 與에 屬하니 聲出於腎이라는 原理에 依해서 少陰人의 不語症이 治療된 것이라고 推想된다.

　　ㄴ. 『靈樞經』九針12原 第1에 曰 五臟에 有六腑하고 六腑에 有十二原하여 十

二原은 出於四關(四肢)하니 四關은 主治五臟이라 五臟에 有疾이면 當取
之十二原이니라.

9) 補瀉法

補瀉法은 針治法上 가장 重要한 役割을 차지하고 있으나 男女別等 그의 方法
이 複雜多端하므로 도리어 後學者로 하여금 迷惑케 하여 나는 이것을 整理統一
하였다.

(1) 圓補方瀉法

男女及經絡並午前午後를 莫論하고 拇指를 前進하면 補가, 後退하면 瀉가 된다.

(2) 手技法

① 持針法

針柄을 拇指와 食指로 堅執하고 中指와 無名指로 針腰를 扶支한다.

② 撥針法

拇指를 努力 前進한 後 다시 拇指를 無力後退하여 針을 다시 原點으로 돌리니
이 法을 補라 하고 이와 反對로 拇指를 努力하여 後退한 後 拇指를 無力前進하여
針을 다시 原點으로 돌리면 瀉가 된다.

③ 回數

補法은 一回轉을 9數(9陽數)로 하되 3次를 行하니 三九二十七回轉이 되며 每次
마다 少停하고, 瀉法은 一回轉을 6數(六陰數)로 하되 3次를 行하니 三六十八回轉
이 되며 每次마다 少停한다.

註:『素問』에 曰 瀉必用方하고 補必用圓이라 하니 此는 萬世不易之大法也라 換言하면 此法은
　　補瀉法의 代表的인 方法임을 意味한다.

3. 結論

1) 四象人의 體質鑑別

第1段階로 尺度法에 依하여 輪廓(假定)만 定한다.

第2段階로 太極針法을 使用하여 體質을 確定한다. 但 體質鑑別로써 病은 殆半 以上이 治療되나 完治를 期하기 爲하여 下의 治療方法을 活用한다.

2) 治療方法

이 法은 原則的으로 2大 方法으로 分類하니 그 1法은 各人의 體質에 依한 方法이요 그 2法은 病의 種類에 依한 方法이다.

(1) 各人의 體質別 療法

① 太陽人(太衝補 太淵瀉)

② 太陰人(太衝瀉 太淵補)

③ 少陽人(太白瀉 太谿補)

④ 少陰人(太白補 合谷瀉)

註: ·太陽人은 肺大肝小하니 太淵을 瀉하고 太衝은 補하며,

·太陰人은 肺小肝大하니 太衝을 瀉하고 太淵을 補하며,

·少陽人은 脾大腎小하니 太白을 瀉하고 太谿를 補하며,

·少陰人은 脾小腎大하니 合谷을 瀉하고 太白을 補한다. 少陰人의 合谷瀉는, 元來는 腎無瀉 法이라는 原則에 依해 腎을 直接 瀉하지 않고 그의 黨與인 大腸의 原穴인 合谷을 瀉한다.

(2) 病別治療方法

① 太陽人耳病(太淵瀉)

② 太陰人眼病(太白補)

③ 少陽人腰痛(太衝補)

④ 少陰人骨痛(合谷瀉)

註: 이 方法은 四象體質에 依해서 活用함이 아니고 病의 種類에 따라 活用하는 方法이다. 그러
므로 이 方法을 活用하려면 앞서 言及한 四象人의 臟腑配屬과 四象人의 臟腑大小序列를 細
密히 參酌하여야만 한다. 例를 들면,

· 太陽人耳病(太淵瀉)

　耳는 肺黨에 配屬하고 太陽人肺는 大하므로 肺의 原穴인 太淵을 瀉하고,

· 太陰人眼病(太白補)

　眼은 脾黨에 配屬하고 太陰人은 脾小하므로 脾의 原穴인 太白을 補하며,

· 少陽人腰痛(太衝補)

　腰는 肝黨에 屬하고 少陽人의 肝은 小하므로 肝의 原穴인 太衝을 補하고,

· 少陰人骨痛(合谷瀉)

　骨은 腎黨에 配屬하고 少陰人은 腎大하므로 大腸의 原穴인 合谷을 瀉함.

3) 適應症

太極針法은 內外科를 莫論하고 全部 施針함을 原則으로 하나 研究實驗 如何에
따라 奇效를 發揮하는 수가 많다. 少陽人을 例로 들면

· 中風手足不擧에 少海를 補하면 即席에서 手足을 든다.

· 耳鳴도 即席에서 止息한다.

· 頭腹痛及手足痲痺 等이 即席에서 治療된다.

· 咳逆 딱꾹질 等이 即席에서 止息이 된다.

· 胃癌의 治療는 確言할 수 없으나 即席에서 痛症은 消失된다.

· 眼昏이 밝아진다.

· 疲勞가 即席에서 回復된다.

· 筋肉痛이 緩和된다.

· 腰痛이 即席에서 治療된다.

4) 體質鑑別成績統計表

性別	男	女	小兒	計
實施人員	1,000名	1,000名	100名	2,100名
成功人員	906名	955名	72名	1,933名
比率	90%	95%	72%	

但 小兒는 體質鑑別法의 第1, 2로 判定하여도 對話가 不通하므로 判定의 與否를 確認키 不能하니 體溫及脉狀 察色 等으로 判定함.

附 太極針法 도표

다음에 太極針法을 알기 쉽게 도표로 정리한 것이 있어 참고로 싣는다. 이 도표는 誠心韓醫院 院長 金己培 先生이 作成한 것이다.

四象例	體質鑑別 判斷	體質別 治療病		病別 治療穴			
				頭腦 舌耳 胃脘 皮毛	乳目筋 背脊胃	臍鼻肉 小腸 腰脊	膀胱 口骨 大腸 前陰
太陽人	小府 ⊕9↓	太淵 ⊖6↑	太衝 ⊕9↓	太淵 ⊖6↑	太白 ⊖6↑	太衝 ⊕9↓	太谿 ⊕9↓
太陰人	靈道 ⊕9↓	太衝 ⊖6↑	太淵 ⊕9↓	太淵 ⊕9↓	太白 ⊕9↓	太衝 ⊖6↑	合谷 ⊖6↑
少陽人	少海 ⊕9↓	太白 ⊖6↑	太谿 ⊕9↓	太淵 ⊖6↑	太白 ⊖6↑	太衝 ⊕9↓	太谿 ⊕9↓
少陰人	神門 ⊕9↓	合谷 ⊖6↑	太白 ⊕9↓	太淵 ⊕9↓	太白 ⊕9↓	太衝 ⊖6↑	合谷 ⊖6↑

기호 설명

⊕補　⊖瀉　↑針方向下　↓針方向上　9 九回轉 母指前進　6 六回傳 母指後退

* 各各 三回式 실시한다.

第II部
東醫四象用藥

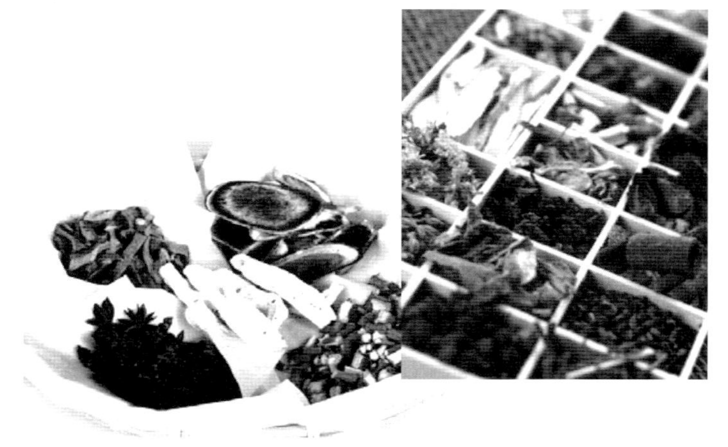

目 次

風部　　87

中風 ·87　　　　虛症 ·88

中腑 ·87　　　　調氣 ·88

中腑二便閉 ·87　　通治 ·88

中腑中臟 ·87　　風痺 ·88

救急 ·87　　　　遍風不遂 ·88

口眼喎斜 ·87　　不語 ·88

破傷風 ·87　　　歷節風 ·89

鼻額痛 ·87　　　斑疹 ·89

癱瘓 ·88　　　　暴瘖 ·89

痰盛 ·88　　　　肢節痛 ·89

熱症 ·88

寒部　　90

太陽 ·90　　　　痞氣 ·91

長感寒 ·90　　　吐蚘 ·91

陽明 ·90　　　　結胸 ·91

少陽 ·90　　　　中寒 ·91

太陰 ·90　　　　瘟疫 ·91

少陰 ·90　　　　傷寒 ·91

半表裡 ·90　　　傷風 ·91

發狂 ·90　　　　痼冷 ·91

譫語 ·90

暑部　　94

中暑 ·94　　　　煩渴 ·94

暑滯 ·94　　　　吐瀉 ·94

濕部　94

通治·94　　　中濕·94

燥部　95

通治·95

火部　95

熱·95　　　骨蒸·95

內傷部　95

食傷·95　　　不思飲食·96
痞滿·96　　　酒傷·96
痰滯·96　　　吞酸·96
宿滯·96　　　嘈雜噫氣·96
倒飽·96

虛勞部　97

通治·97　　　勞瘵·97
虛損·97

霍亂部　97

通治·97　　　惡心·98
嘔吐·97　　　反胃·98
乾嘔·97　　　霍亂·98

咳嗽部　98

通治·98　　　咳嗽·98

積聚部 99

六鬱·99　　積聚·99
酒積·99　　通治·99
魚蟹積·99　　癥瘕·99
果菜積·99　　水腫·100
水積·99　　鬱症·100
蟲積·99

浮腫部 100

裡熱·100　　表寒·100

脹滿部 101

氣脹·101　　鼓脹·101
食脹·101

消渴部 101

上消·101　　下消·101
中消·101　　消渴·102

黃疸部 102

通治·102　　疸症·102

瘧疾部 103

瘧疾·103

邪祟部 103

通治·103　　邪祟·103

精部 104

夢遺·104　　遺精·104
白淫·104

氣部 　　104

七氣·104　　　　　　　短氣·104

氣鬱·104　　　　　　　氣滯·104

九氣·104　　　　　　　氣痛·104

中氣·104

神部 　　105

驚悸·105　　　　　　　不眠·105

怔忡·105　　　　　　　癲癇·105

健忘·105　　　　　　　癲狂·105

不寐·105

血部 　　106

衄血·106　　　　　　　齒舌血·106

吐血·106　　　　　　　失血眩暈·106

尿血·106　　　　　　　下血·107

便血·106

聲音部 　　107

風寒失音·107　　　　　中風失音·107

色傷失音·107　　　　　産後失音·107

病後失音·107　　　　　聲音·107

津液部 　　107

自汗盜汗·107　　　　　諸汗·107

痰飮部 　　108

風痰·108　　　　　　　鬱痰·108

寒痰·108　　　　　　　氣痰·108

濕痰·108　　　　　　　食痰·108

熱痰·108　　　　　　　酒痰·108

驚痰 ·108

流注 ·108

痰厥 ·108

痰塊 ·108

蟲部   108

蛔 ·108

諸蟲 ·108

小便部   109

不利 ·109

不禁 ·109

五淋 ·109

不通 ·109

赤白濁 ·109

莖中痒痛 ·109

交腸 ·110

淋疾 ·110

大便部   110

滯泄 ·110

泄瀉 ·110

不通 ·110

暑泄 ·110

虛泄 ·110

腎泄 ·111

痢疾 ·111

便閉 ·111

頭部   111

頭痛 ·111

頭風 ·112

面部   112

面熱 ·112

面寒 ·112

風熱 ·112

雀斑 ·112

面病 ·112

眼部   112

通治 ·112

點眼 ·112

眼疾 ·113

耳部   113

耳聾·113   聤膿·113

耳鳴·113   耳疾·113

鼻部   113

鼻淵·113   鼻痔·114

鼻塞·114   鼻瘡·114

鼻痛·114   鼻病·114

口舌部   114

口舌·114

牙齒部   115

牙齒·115

咽喉部   115

乳蛾·115   諸症·115

咽喉·115   誤吞·116

頸項部   116

通治·116

背部   116

通治·116   肩背·116

胸部   116

胸痛·116   心胸·116

關格·116

乳部   117

下乳·117   消乳·117

乳癰·117

腹部(附 臍部)   117

腹痛 · 117

腰部   117

腰痛 · 117   挫閃痛 · 118

脇部   118

通治 · 118   脇痛 · 118

皮部   118

癮疹 · 118   痒及麻木 · 118

毛部   118

鬚髮 · 118

手部   119

臂痛 · 119   手病 · 119

足部   119

通治 · 119   脚氣 · 119

足趾 · 119

前陰部   120

疝症 · 120   脫陰 · 120

囊腫 · 120   陰腫陰痒 · 120

後陰部   120

痔漏 · 120   脫肛 · 120

癰疽部   121

初發 · 121   潰後 · 121

諸瘡部　　121

通治·121

婦人部　　121

不調·121　　　胞衣不下·122
惡阻·121　　　下死胎·122
胎漏·122　　　子煩·122
胎動·122　　　子懸·122
半産·122　　　産後虛勞·122
催産·122　　　産後腹痛·122

小兒部　　123

客忤中惡·123　　解顱·123
夜啼·123　　　顱塡·123
慢驚·123　　　顱陷·123
癲癇·123　　　五硬·123
疳疾·123　　　齒不生·123
盤腸痛·123　　丹毒·123
龜胸·123　　　諸瘡·123
龜背·123　　　痘瘡·123

諸傷部　　124

瘀血·124

風部

病名 ＼ 四象	太陰人	少陰人	少陽人
中風	[9] 調胃續命湯 [94] 加減淸心湯 [106] 菖蒲淸心湯 [18] 經驗淸心湯	[9] 川芎桂枝湯 [15] 八物君子湯 [41] 加減寬中湯 [152] 加減祛風散	[8] 獨活地黃湯 [9] 荊防地黃湯 [89] 加減地黃湯 [93] 淸血地黃湯 [103] 滋降地黃湯
中腑	[9] 調胃續命湯 [18] 經驗淸心湯	[18] 獨蔘八物湯 [2] 人蔘桂枝附子湯	[8] 獨活地黃湯 [9] 荊防地黃湯 [89] 加減地黃湯
中腑二便閉	[21] 淸肺瀉肝湯 [64] 二門五味湯	[18] 獨蔘八物湯 [44] 巴豆丹 [49] 官桂附子理中湯	[18] 地黃白虎湯 [28] 輕粉甘遂龍虎丹
中腑中臟	[21] 淸肺瀉肝湯 [55] 二聖救苦丸 [18] 經驗淸心湯	[49] 官桂附子理中湯 [41] 加減寬中湯	[14] 降火地黃湯 [89] 加減地黃湯
救急	[45] 苽蒂散 [48] 石菖蒲遠志散 [51] 牛黃淸心元 [60] 滾痰湯 [18] 經驗淸心湯	[67] 蘇合香元 [18] 獨蔘八物湯 [62] 四逆湯 [41] 加減寬中湯 [61] 薑附湯	[9] 荊防地黃湯 [47] 靈砂散 [8] 獨活地黃湯 [89] 加減地黃湯

病名 ＼ 四象	太陽人	太陰人	少陰人	少陽人
口眼喎斜 或舌不可轉 或骨痛煩燥	五加皮酒煎頓服 ○松葉取汁和酒服	[1] 太陰調胃湯 [18] 經驗淸心湯 皂角五兩爲末和三年大醋左喎塗右右喎塗左 ○蓖麻子仁七七粒研作膏左喎塗右右喎塗左	[24] 祛風散 [93] 牽正散 巴豆七枚去皮研左喎塗右手心右喎塗左手心仍以煖水安藥上 ○南星硏末和薑汁左貼右右貼左	[8] 獨活地黃湯 [9] 荊防地黃湯 乳香燒煙熏之 ○苽蔞取汁和大麥麵作餅炙熱熨之正便止
破傷風		[67] 三黃散	[99] 如神湯	[30] 乳香沒藥輕粉丸
鼻額痛		[58] 如神炷 [18] 經驗淸心湯	[9] 川芎桂枝湯 [6] 補中益氣湯 [41] 加減寬中湯	[1] 荊防敗毒散 [12] 黃連地黃湯

病名＼四象	太陽人	太陰人	少陰人	少陽人
癰瘓 四肢不動 步履不正	松節爲酒服	[1] 太陰調胃湯 [14] 調胃升淸湯 [9] 調胃續命湯 [18] 經驗淸心湯 穿山甲左癱用右甲右癱 用左甲搗和糊作餠隨左 右貼脚心縛定密室安坐 待身汗出急去藥	[17] 十全大補湯 [15] 八物君子湯 [94] 唐橘湯 [152] 加減祛風散 五靈脂硏末水飛去上面 黑濁取下面砂石爲粉每 二錢熱酒服	[8] 獨活地黃湯 [9] 荊防地黃湯 [17] 十二味地黃湯 [89] 加減地黃湯 羌活二斤防風一斤爲末 每服方寸匕酒調下日三
痰盛		[1] 太陰調胃湯 [31] 萊菔子承氣湯	[66] 木香順氣散 [24] 祛風散	[38] 李氏涼膈散 [20] 涼膈散火湯
熱症		[41] 藁本浮萍湯	[15] 八物君子湯	[20] 涼膈散火湯
虛症		[1] 太陰調胃湯 [14] 調胃升淸湯	[15] 八物君子湯	[9] 荊防地黃湯
調氣		[17] 淸心蓮子湯	[67] 蘇合香元 [33] 赤白何烏寬中湯	[40] 六味地黃湯
通治		[14] 調胃升淸湯 [18] 經驗淸心湯	[17] 十全大補湯 [41] 加減寬中湯 [59] 理中湯	[9] 荊防地黃湯
風痺		[9] 調胃續命湯	[10] 芎歸香蘇散 [126] 芪尤湯	[1] 荊防敗毒散
遍風不遂 或失音不語 皮膚不仁 寒而急引 熱而縱緩	五加皮釀酒 每日頓服至醉	[9] 調胃續命湯 [41] 藁本浮萍湯 淫羊藿一斤浸無灰酒 春夏三日秋冬五日每日 煖服切忌鷄犬且婦人見 ○蓖麻子油一升酒一斗 一日煮之細細服之 ○杏仁七枚生呑逐日加 至七七枚 周而復始	[24] 祛風散 [94] 唐橘湯 附子一兩浸七日以無灰 酒一升 間日飮一合	[28] 輕粉甘遂龍虎丹 荊芥薄荷等分煎成膏作 丸梧子大每服三十丸日 再
不語 或不省人 或涎潮或 手足軃曳	松葉搗汁和淸酒 頓服取汗	[51] 牛黃淸心元 [61] 祛風解語散 [85] 牛黃山藥元 [79] 淸心山藥湯 [60] 滾痰湯 麻黃一秤去根水煎成膏 每二匙熱湯化下取汗 ○麝香二錢硏入淸油二 兩和均灌之 ○皂角爲末 吹鼻中	[95] 壽脾解語湯 黃芪湯熏鼻中 ○南星炮爲末擦齒 ○白尤四兩入酒三升煎 取一升頓服	[53] 歸腎解語散 獨活一兩酒煎服 ○蜈蚣去足炙硏和猪油 二合溫灌之

病名＼四象	太陽人	太陰人	少陰人	少陽人
歷節風 百骨俱痛	五加皮酒煎服	[21] 淸肺瀉肝湯 [9] 調胃續命湯 蒲黃八兩爲末每一錢凉水下 ○松脂三十斤鍊五十遍每早空心酒服數食麵粥愼血腥生冷酢物菓子限百日	[134] 小建中湯 [24] 袪風散 川椒去子及合目炒細末浸老酒作丸梧子大每四十介肉桂煎湯下	[20] 涼膈散火湯 [31] 輕粉乳香沒藥丸 [8] 獨活地黃湯 [72] 七味猪苓湯 羌活獨活等分酒煮每日空心服一盃 ○沒藥爲末每二錢溫酒下
斑疹		[12] 葛根解肌湯 [21] 淸肺瀉肝湯	[24] 袪風散 [6] 補中益氣湯 [17] 十全大補湯	[20] 涼膈散火湯 [45] 消毒飮 [19] 陽毒白虎湯
暴瘖		[46] 熊膽散 [9] 調胃續命湯	[17] 十全大補湯 [18] 獨蔘八物湯	[20] 涼膈散火湯 [38] 李氏涼膈散
肢節痛		[79] 淸心山藥湯		

[참고]

太陰人 中風에 手足狗攣하며 項直則 危急하니, 看病人은 두 손으로 病者의 兩手腕을 잡아 兩肩은 左右로 搖動시키고, 或 病人의 兩足腕을 잡아 兩脚을 屈伸시켜야 한다. 太陰人 中風에는 肩脚을 動搖시키는 게 良好하다.

少陽人 中風에는 手足을 動搖시키는 것을 大忌하며, 患者를 안아 일으켜 앉히는 것도 不可하다.

少陰人 中風에는 看病人이 病者를 起坐하는 것은 좋으나 兩肩을 動搖시키는 것은 不可하다. 그리고 手足을 서서히 按摩시키는 것은 可하다.

寒部

病名 ＼ 四象	太陰人	少陰人	少陽人
太陽	[33] 麻黃發表湯 [9] 調胃續命湯 [25] 寒多熱少湯 [75] 升麻開腦湯	[9] 腎熱 川芎桂枝湯 [15] 八物君子湯 [13] 怕寒 藿香正氣散 [25] 香砂養胃湯 [10] 芎歸香蘇散 [13] 虛泄 藿香正氣散 [103] 黃芪蘇葉湯	[1] 荊防敗毒散 [4] 荊防瀉白散 [2] 荊防導赤散 [62] 玄蔘敗毒散
長感寒	[25] 寒多熱少湯 [8] 升芩調胃湯 [46] 熊膽散 [6] 熱 承氣調胃湯 [27] 潤肺清肝湯	[48] 厥陰 人蔘吳茱萸湯 [18] 獨蔘八物湯	[6] 裡症似瘧 猪苓車前子湯 [4] 便閉 荊防瀉白散
陽明	[12] 葛根解肌湯 [76] 天門冬潤肺湯 [80] 皂角三黃湯 [81] 浮萍大黃湯	[15] 八物君子湯 [5] 升陽益氣湯 亡陽考出四方中治之	[1] 荊防敗毒湯 [43] 甚 李氏導赤散 [2] 骨蒸有汗 荊防導赤散 [6] 猪苓車前子湯 [18] 地黃白虎湯 [33] 黃白虎湯
少陽	[20] 熱多寒少湯	[13] 藿香正氣散 [25] 香砂養胃湯	[1] 荊防敗毒散 [4] 荊防瀉白散 [18] 便秘 地黃白虎湯
太陰	[1] 寒多 太陰調胃湯 [11] 熱多 葛根解肌湯 [12] 葛根解肌湯	[56] 白何烏理中湯 [55] 白何烏附子理中湯 [46] 陰毒 人蔘陳皮湯 [47] 人蔘桂枝湯	[9] 身寒亡陰 荊防地黃湯 [6] 猪苓車前子湯
少陰	[20] 熱多寒少湯	[49] 官桂附子理中湯 [53] 吳茱萸附子理中湯	[18] 地黃白虎湯 [7] 身寒亡陰 滑石苦蔘湯
半表裡	[6] 承氣調胃湯 [86] 表寒泄瀉 麥門冬湯	[9] 川芎桂枝湯 [13] 藿香正氣散	[54] 新小柴胡湯 [4] 荊防瀉白散

病名 ＼ 四象	太陽人	太陰人	少陰人	少陽人
發狂		[29] 葛根大承氣湯 [31] 萊菔子承氣湯	[18] 獨蔘八物湯	[55] 新大柴胡湯 [18] 泄後便秘表症 地黃白虎湯 [57] 降陰白虎湯
譫語		[29] 葛根大承氣湯	病之輕重不在譫語 宜從本條治之	[18] 陽明 地黃白虎湯 [55] 少陽 新大柴胡湯 亡陰考出四方中 治之

病名＼四象	太陽人	太陰人	少陰人	少陽人
痞氣		[31] 萊菔子承氣湯	[44] 巴豆丹 [13] 藿香正氣散	[7] 腹痛 滑石苦蔘湯 [83] 贊化丹 [9] 荊防地黃湯
吐蛔		[20] 熱多寒少湯	[59] 理中湯 [55] 白何烏附子理中湯	依結胸亡陰中治之
結胸		[71] 李氏承氣湯	[23] 桂枝半夏生薑湯 [33] 赤白何烏寬中湯 [44] 巴豆丹	[3] 導赤降氣湯 [18] 譫語 地黃白虎湯 [51] 大甘遂散
中寒	木果取汁服之	[1] 太陰調胃湯 葛根升麻各五錢煎服 ○大豆八兩水煎頓服	[55] 白何烏附子理中湯 [120] 蒜薑膏 吳茱萸五錢煎服取汗 ○蘇葉三兩酒煎服 ○胡椒丁香等分爲末和葱 白塗手心	[7] 滑石苦蔘湯 苦蔘羌活各三錢 煎服
瘟疫 天行時毒 手足腫痛	松葉爲末和 淸酒隨量下	無非六經中病宜從此條 治之 [88] 四時瘟疫 四時丹 [81] 傷寒便閉 浮萍大黃湯 [80] 陽毒唾血 皂角三黃湯 [75] 寒厥 升麻開腦湯 [76] 增寒壯熱 天門冬潤肺 湯 [78] 表裡俱病 桔梗生脉散 葛根五錢皂莢二錢水煎服 ○皂角大黃各三錢煎服取汗	[55] 白何烏附子理中湯 [106] 表症多汗 官桂獨蔘八 物湯 [105] 惡熱汗出 補益固氣湯 [103] 外感 黃芪蘇葉湯 葱白生薑各五錢煎服 ○蘇葉五錢煎服	[7] 滑石苦蔘湯 [62] 傷寒初痛 玄蔘敗毒散 [63] 陰虛火動 防風通聖散 [64] 表症寒熱 千金導赤散 [65] 結胸咽乾 柴胡苽蔞湯 [66] 傷寒腹痛暑泄 柴胡四 苓湯 [67] 陽毒丹毒 單白虎湯 [68] 煩燥 渡海白虎湯 [69] 煩燥 錦上添花白虎湯 [83] 瘟疫 贊化丹 虎杖根爛煎漬身 ○苦蔘一兩煎服
傷寒	蕎麥一合水 煎和酒服取 汗	皂角一挺肥者燒爲末和 水頓服 ○生葛根搗汁一升頓服取 汗 ○烏梅水漬取汁飲之 ○白芷一兩煎服	連鬚葱白一握生薑煎服 ○紫蘇葉橘皮各五錢煎和 酒服 ○香薷爲末熱酒調服 ○生鷄子七枚打破吞下 煩 燒尤佳	苦蔘一兩入醋一盞煎服 ○猪膽取汁和酒服取汗
傷風	五加皮二兩 煎服	白芷一兩煎服	葱白連鬚煎服 ○吳茱萸五錢煎服	羌活防風各五錢煎服
痼冷 凡虛冷身痛 食輒不消	木果成膏作 丸梧子大每 三十丸米飲下	薏苡仁爲飯食之 ○威靈仙爲末蜜丸梧子大 十丸至二十丸干湯下	附子一枚生薑一兩剉細 同煮研每一錢米飲下 ○石硫黃五兩靑鹽炒一兩 細研以蒸餠作丸菉豆大每 五丸空心溫酒服	童便每一甫兒日三服

[참고]

太陰人 傷寒 背佳頁 表病用 麻黃發表湯

太陰人 寒厥 四日而無汗者 重證也 五日而無汗者 險證也 熊膽散 或 寒多熱少湯 加蠐螬 五·七個 大便
　　　滑者 用乾栗薏苡仁 大便燥者 用葛根大黃等屬

太陰人 瘟病粥食 全不入口 以太陰調胃湯 加升麻 黃芩 各一錢 連用 10日 汗流滿面 疫氣少減而 2日
　　　大便不通 用葛根 承氣湯 五日而病解

太陰人 三陽病 變爲陽毒 面赤 眼紅 身發斑黃 或下利黃赤 六脉洪大 用葛根解肌湯 黑奴丸

太陰人 瘟疫 其證 增寒壯熱 頭面頰項赤腫 咽喉腫痛 昏憒 二聖救苦丸 一服卽汗 一汗卽愈

太陰人 十歲兒得裏熱 粥食不入口 有時飮冷水 至11日 大便不通 已四日矣 用葛根承氣湯 17日而愈

太陰人 熱病 熊膽奇效

太陰人 傷寒 皂角一挺 肥者 燒爲末 和水頓服

　　　　　○生葛根 搗汁 一升 頓服 取汗 ○烏梅 水漬 取汁飮之 ○白芷 一兩 水煎服

　　　傷風 白芷 一兩 煎服

　　　中寒 葛根 升麻 各五錢 煎服

　　　　　○大豆 八兩 水煎 頓服

　　　瘟疫 葛根 五錢 皂莢 二錢 水煎服

　　　　　○皂角 大黃 各三錢 煎服 取汗

少陰人 傷風 發熱惡寒 卽腎受熱 表熱病也 無汗者 用桂枝湯 川芎桂枝湯 香蘇散 芎歸香蘇散 藿香正氣散
　　　有汗者 用黃芪桂枝湯 補中益氣湯 升陽益氣湯 3日 連服而汗不止 用桂枝附子湯 升陽益氣附子湯

少陰人 陽明病 口燥漱水 不欲嚥 用藿香正氣散 香砂養胃湯 八物君子湯

少陰人 外感病 6,7日 不得汗解而死者 皆死於厥陰也 4,5日 觀其病勢 用黃芪桂枝湯 八物君子湯 4,5貼

少陰人 傷寒吐蛔 急用理中湯 加陳皮 官桂 白何烏

少陰人 重病 危證藥 不三,四服 藥力不壯也 又不連日服則 病加於少愈也

少陰人 腹痛 自利不渴 用白何烏附子理中湯

少陰人 四肢厥冷 吐利不渴 頭疼頭汗眼痛 面唇指甲靑黑 身如被杖 用人蔘桂枝湯 人蔘附子理中湯

少陰人 計窮力屈而心煩燥 傷寒欲吐不吐 但寐者 用蔘萸湯 四逆湯 官桂附子理中湯 吳茱萸附子理中湯

少陰人 陰盛隔陽 危如一髮 用官桂附子理中湯 或加 吳茱萸

少陰人 傷寒 7,8日 身黃如梔子色 腹滿發黃 用茵陳橘皮湯 瘴疸丸 或巴豆丹

少陰人 病有二吉證 人中汗一也 能飮水一也 有二急證 發熱汗多一也 下利淸水一也

少陰人 結胸 無熱證 用桂枝半夏生薑湯 赤白何烏寬中湯 或 巴豆丹

少陰人 傷寒 連鬚葱白 一握 生薑 煎服

○紫蘇葉 橘皮 各五錢 水煎和酒服 ○香薷 爲末 熱酒調服

傷風 葱白連鬚 煎服

○吳茱萸 五錢 煎服

中寒 吳茱萸 五錢 煎服 取汗

○蘇葉 三兩 酒煎服 ○胡椒 丁香 等分爲末 和葱白 塗手心

瘟疫 葱白 生薑 各五錢 煎服

○蘇葉 五錢 煎服

少陽人 身熱 頭痛 引飮 用石膏 勿論泄瀉有無 用荊防瀉白散 加黃連 苽蔞仁 各一錢 地黃白虎湯

少陽人 身熱頭痛 非輕證而 兼有泄瀉則危險也 用荊防瀉白散 日三服 連日

少陽人 三陽合病 頭痛 面垢 譫語 遺尿 煩渴 腹痛 身重 用猪苓車前子湯 地黃白虎湯

少陽人 口苦 咽乾 目眩 耳聾 胸脇滿 用荊防敗毒散 荊防導赤散 荊防瀉白散

少陽人 病無論表裏病 手足掌心 有汗則病解 手足掌心 不汗則 全體皆汗而病不解

少陽人 結胸證 連用白虎湯

少陽人 表病 用甘遂 裏病 用石膏

少陽人 身熱 頭痛 泄瀉 用猪苓車前子湯 荊防瀉白散 身寒 腹痛 泄瀉則 用滑石苦蔘湯 荊防地黃湯

少陽人 傷寒 發狂 譫語 用六味地黃湯而 喘促不定 更用白虎湯 自未申 至亥子時 凡用石膏八兩 病愈 後有眼病 用石膏 黃栢末 各一錢 日再服 7, 8日 後 眼病亦愈

少陽人 傷寒 得熱多寒少之病 白虎湯 連服 三貼 昏憒 有動風之漸 耳聾 譫語 舌上白苔 煎石膏一兩 滑 石一錢 頓服翌日 又用 石膏一兩 滑石一錢 5, 6日 前後 用石膏十四兩而病愈

少陽人 得頭痛 身熱 表寒病 用黃連 苽蔞 羌活 防風等屬 少愈 三日後 發狂 譫語 用地黃白虎湯 連三貼 翌日 加石膏一兩 至 7, 8貼 用後始愈

少陽人 表病 有頭痛證 用荊防敗毒散 裏病 用白虎湯

少陽人 傷寒 喘促 先用靈砂一分 溫水下 因用荊防 苽蔞 等藥

少陽人 發熱 惡寒 身痛 不汗 煩燥 卽脾受寒表病也 用荊防敗毒散

少陽人 傷寒 苦蔘 一兩 水煎服

○猪膽 取汁 和酒服 取汗

傷風 羌活 防風 各五錢 煎服

中寒 苦蔘 羌活 各三錢 煎服

○苦蔘 一兩 煎服

瘟疫 虎杖根 爛煎 漬身

暑部

四象 病名	太陽人	太陰人	少陰人	少陽人
中暑	木果生汁 飲之	[54] 生脉散 皂莢一兩燒存性爲末每一錢溫水服 ○苽蔕二七箇水一升煎至五合頓服取吐	[51] 桂附藿陳理中湯 [56] 白何烏理中湯 藿香二錢半丁香五分爲末米泔水調服 ○香薷厚朴干炒各八兩爲末每五錢以水二盞酒半盞調服 ○半夏三錢甘草二錢入干十片煎服 ○大蒜五箇水煎服二三次 ○肉桂去皮五錢煎和白清頓服	[26] 朱砂益元散 黃連五錢酒煎服 ○生地黃取汁頓服 ○澤瀉白茯苓各三錢入燈心少許煎服
暑滯		[17] 淸心蓮子湯 [31] 萊葍子承氣湯	[51] 桂附藿陳理中湯 [56] 白何烏理中湯	[27] 甘遂天一丸
煩渴		[54] 生脉散 [12] 葛根解肌湯	[56] 白何烏理中湯 [73] 三味蔘萸湯	[26] 朱砂益元散
吐瀉		[20] 熱多寒少湯 [47] 中毒 麝香散	[34] 十二味寬中湯 [73] 三味蔘萸湯	[6] 猪苓車前子湯 [79] 暑症 白虎益元散

濕部

四象 病名	太陽人	太陰人	少陰人	少陽人
通治		[10] 寒 腎氣調胃湯 [6] 熱 承氣調胃湯	[39] 寬中湯	[6] 猪苓車前子湯
中濕	松節煎服以差爲度	薏苡仁松葉各一兩煎服	蒼朮一兩煎服以差爲度	澤瀉羌活各三錢煎服二三次

[참고]

太陰人 中濕 薏苡仁 松葉 各一兩 煎服

少陰人 中濕 蒼朮 一兩 煎服 以差爲度

少陽人 中濕 澤瀉 羌活 各 3錢 煎服 2, 3次

燥部

病名 \\ 四象	太陰人	少陰人	少陽人
通治	[21] 淸肺瀉肝湯	[15] 八物君子湯	[20] 凉膈散火湯

火部

病名 \\ 四象	太陰人	少陰人	少陽人
熱	[21] 淸肺瀉肝湯	[15] 八物君子湯	[20] 凉膈散火湯
骨蒸	[1] 太陰調胃湯 [17] 淸心蓮子湯	[6] 補中益氣湯	[17] 十二味地黃湯 [8] 獨活地黃湯 [72] 午熱·骨蒸 七味猪苓湯 [74] 陰虛火動 水火旣濟湯

內傷部

病名 \\ 四象	太陽人	太陰人	少陰人	少陽人
食傷	杵頭糠蘆根 各三錢煎服	[1] 太陰調胃湯 [83] 黃栗固氣湯 [97] 加味調胃湯 綠礬二兩爲末作丸溫酒下 ○萊菔子生嚼亦佳	[89] 溫中飮 [134] 小建中湯 [23] 桂枝半夏生薑湯 [25] 香砂養胃湯 [29] 平胃散 [26] 加減養胃湯 [40] 加味寬中湯① 食鹽炒五合水煎服吐下 ○橘皮三錢煎熱服	[20] 凉膈散火湯 [94] 滑石地黃湯 [95] 少陽人消滯丸 [96] 單苦蔘丸 [97] 玄蔘丸 神麴麥芽各五錢煎服 ○石膏半斤爲末醋糊丸梧子大每四五十介白湯下

四象 病名	太陽人	太陰人	少陰人	少陽人
痞滿 或結胸 食不下 有積塊	杵頭糠每一 匕溫水下	桔更杏仁各三錢水煎服 ○大黃十兩醋三升蜜二匙 化爲膏作丸梧子大每三 十丸干湯下以吐利爲準	草豆蔲一兩爲末每五分 干湯下 ○白朮爲末和水服方寸匙 ○吳茱萸人蔘生薑各二錢 水煎服 ○白芥子炒二錢爲末干湯 下	甘遂麪裏以漿水煮十沸 去麪炒黃大人三錢小兒 一錢以蜜水臨臥服忌魚 肉膩油 ○猪脾七箇以針刺爛入紅 花一兩以鐵器焙同搗爲 末以無灰酒空心調下
痰滯		[1] 太陰調胃湯	[56] 白何烏理中湯 [55] 白何烏附子理中湯	[20] 涼膈散火湯 [44] 六味地黃湯
宿滯		[1] 太陰調胃湯 [97] 加味調胃湯	[79] 如意丹 [26] 加減養胃湯 [40] 加減寬中湯① [28] 加減和胃湯	[20] 涼膈散火湯 [40] 六味地黃湯 [83] 贊化丹
倒飽		[17] 清心蓮子湯 [14] 調胃升淸湯 [18] 經驗淸心湯	[80] 香砂六君子湯 [6] 補中益氣湯	[40] 六味地黃湯 [9] 荊防地黃湯
不思飮食		[17] 清心蓮子湯 [14] 調胃升淸湯	[80] 香砂六君子湯 [6] 補中益氣湯 [27] 助胃湯 [120] 蒜薑膏 [150] 調氣平胃散	[40] 六味地黃湯 [9] 荊防地黃湯
酒傷	蕎麥木果 各五錢煎服	[6] 承氣調胃湯 葛根取汁頓服 ○九月九日眞菊爲末和水 服方寸匕 ○竹茹一兩煎服 ○租大糠一兩煎服	[15] 八物君子湯 [30] 加減對金飮子 白朮一斤乾薑炮桂心各 半斤蜜丸梧子大每三十 介溫水下 ○良薑紅豆蔲各五錢煎服	[40] 六味地黃湯 [13] 牧丹皮地黃湯 苡薏仁成膏服之 ○苡薏仁神麯炒爲末作丸 服之 ○赤小豆百餘粒溫水呑之 日三四次
呑酸		[12] 葛根解肌湯	[25] 香砂養胃湯 [38] 薑朮寬中湯 [139] 加味二陳湯③	[20] 涼膈散火湯
嘈雜噫氣		[12] 葛根解肌湯 [1] 太陰調胃湯	[25] 香砂養胃湯 [33] 薑朮寬中湯	[20] 涼膈散火湯 [88] 滯症 薄荷煎

虛勞部

四象 病名	太陽人	太陰人	少陰人	少陽人
通治		[1] 太陰調胃湯 [14] 調胃升淸湯 [37] 拱辰黑元丹 [38] 鹿茸大補湯 或鹿茸易葛茸 [100] 病後調理 龍肉調胃湯 [77] 氣虛 鹿茸大造湯	[6] 補中益氣湯 [15] 八物君子湯 [17] 十全大補湯 [64] 大補湯 [65] 回陽大補湯	[40] 六味地黃湯 [9] 荊防地黃湯 [84] 加味地黃湯 [102] 加味補陰地黃湯
虛損 或大病 後元氣 虛寒	五加皮一兩 煎服日三次	牛髓爲膏隨意服或溫酒下 ○鹿茸海松子各三錢煎服 ○鹿角爲膏每五錢和酒服 ○取少牛乳一升入水四升煎 取一升服至十日有效	人蔘白朮爲膏每方寸 匕溫湯下日再 ○黑羊肉乾脯當歸各 五錢水煎服 ○狗頭膏入大棗一升 同煮者隨意服之	生地黃二斤兎絲子一斤同 煎爲膏每一匕溫湯下 ○黃栢浸童便九蒸九曝爲末 糊丸梧子大每百丸溫酒下 ○枸杞取根皮與子爲膏隨 意服
勞療	五加皮松花 等分多煎服	鹿骨鹿角等分煎爲膏骨與角 碎入隨意服之	當歸身川芎去油 各五 錢煎服五十貼	兒猪蒸爲膏多服 ○熟地黃肉蓯蓉各一兩煎 服百貼

霍亂部

四象 病名	太陽人	太陰人	少陰人	少陽人
通治		[20] 熱多寒少湯 [12] 關格 葛根解肌湯 [98] 關格 桔梗湯②	[34] 十二味寬中湯 [73] 三味蔘萸湯 [51] 桂附藿陳理中湯 [44] 關格 巴豆丹	[6] 猪苓車前子湯 [27] 關格 甘遂 天一丸
嘔吐 吐淸水 與食人 卽出	木果蘆根各 五錢煎服 ○葡萄根一 兩煎服	[17] 淸心蓮子湯 葛根汁隨量服之 ○大黃一兩酒煎服	[73] 三味蔘萸湯 [31] 半夏湯 人蔘五錢入生薑一兩煎服 ○半夏五錢薑炒人蔘三錢煎服 ○丁香白豆蔲各三錢煎服 ○橘皮生薑各五錢煎服 ○生薑取汁一升頓服 ○白芥子微炒二錢煎服	[40] 六味地黃湯 滑石二兩爲末溫水下
乾嘔		[17] 淸心蓮子湯	[60] 何烏官桂理中湯 [23] 桂枝半夏生薑湯	[40] 六味地黃湯

四象 病名	太陽人	太陰人	少陰人	少陽人
惡心	鮒魚水煮取汁服	[20] 熱多寒少湯 或加大黃 萊菔子乾栗各五錢水煎服 ○龍眼肉一兩杏仁四錢水煎服	[60] 何烏官桂理中湯 [23] 桂枝半夏生薑湯 [53] 吳茱萸附子理中湯 丁香白豆蔲各二錢爲末好酒和服	[20] 涼膈散火湯 苡薏仁每三錢煎服日再
反胃	大鯽魚一尾去腸留鱗燒存性爲末每一錢酒調服	枯白礬爲末糊丸小豆大每五十丸米飲下	人蔘五錢大棗三枚水煎服 ○半夏三錢乾薑二錢水煎服	靈砂一兩每一分薄荷煎水和服日三次
霍亂 轉筋腹煩燥吐瀉四肢厥冷垂死者	松節水煎和酒服二三次 ○蘆根酒煎服	地漿三五盞服之忌米湯不吐不利脹症 ○枯白礬一錢百沸湯調下 ○黃牛屎半升入水二升煮三沸去滓服之 ○釜底墨半盞同竈額上墨半盞百沸湯調下吐利卽止 ○生菖蒲剉四兩和水搗汁四分服	人蔘二兩生薑一兩煎三分服 ○肉豆蔲一錢爲末生薑湯下 ○藿香陳皮各五錢水煎溫服 ○良薑二錢大棗一枚水煎冷服 ○路傍破草鞋去兩頭洗三四次水煎一盞服 ○吳茱萸炒乾薑炮等分水煎服 ○生薑三兩酒煎服	山豆根三錢爲末百沸湯下 ○白扁豆爲末三錢和醋服 ○靈砂三分重水磨服三次 ○滑石一兩和開水服

咳嗽部

四象 病名	太陽人	太陰人	少陰人	少陽人
通治		[1] 太陰調胃湯 [38] 鹿茸大補湯 [37] 拱辰黑元丹 [102] 葛茸大補湯 [7] 經驗調胃湯 [23] 加減淸肺湯 [10] 腎氣調胃湯 [107] 喘 麻黃定喘湯 [99] 咳嗽 烏梅煎 [72] 喘息 麻黃金水湯	[6] 勞嗽 補中益氣湯 [55] 寒 白何烏附子理中湯 [49] 官桂附子理中湯 [24] 風寒 祛風散 [34] 鬱 十二味寬中湯 [6] 血 補中益氣湯 [17] 十全大補湯 [114] 痰喘 蘇子導痰湯 [115] 蔘桂飲 [116] 加減補益湯	[10] 勞嗽 前胡地黃湯 [4] 鬱 荊防瀉白散 [18] 火 地黃白虎湯 [9] 濕 荊防地黃湯 [10] 喘息 前胡地黃湯 [40] 六味地黃湯 [81] 喘氣 地黃敗毒散 [98] 地骨皮地黃湯
咳嗽 久年不愈與痰盛氣逆	蛤蚧爲末每二錢和酒服	紫菀五錢煎服日三回 ○薏苡仁杵破十兩入水三升酒一升煎隨量服之 ○桔更一兩煎服 ○五味子白礬等分爲末每三錢白湯下 ○萊菔子天門冬各三錢水煎服 ○桑白皮浸米泔三宿出乾爲末入烏梅末等分糊丸每五七十介菉豆大白湯下日二三次 ○白果杏仁去皮尖等分炒黃爲末作丸梧子大每一介嚼下	半夏薑炒南星等分爲末蜜丸梧子大每五七介橘皮湯下 ○阿膠炒人蔘各三兩爲末每三錢葱湯卜日三回	猪肉切片入猪脂煎頓服 ○生地黃苡薏仁各三錢煎服

積聚部

四象 病名	太陽人	太陰人	少陰人	少陽人
六鬱		[17] 氣 淸心蓮子湯 [1] 濕 太陰調胃湯 [20] 痰 熱多寒少湯 [20] 熱 熱多寒少湯 [21] 熱 淸肺瀉肝湯 [21] 血 淸肺瀉肝湯 [17] 食 淸心蓮子湯 [21] 食 淸肺瀉肝湯	[34] 氣 十二味寬中湯 [34] 濕 十二味寬中湯 [34] 痰 十二味寬中湯 [24] 痰 祛風散 [82] 痰 保命飮 [34] 熱 十二味寬中湯 [36] 血 當歸白何烏寬中湯 [25] 食 香砂養胃湯	[20] 氣 涼膈散火湯 [9] 濕 荊防地黃湯 [20] 痰 涼膈散火湯 [4] 痰 荊防瀉白散 [19] 熱 陽毒白虎湯 [21] 熱 忍冬藤地骨皮湯 [15] 血 生熟地黃湯 [13] 食 牧丹皮地黃湯
酒積		[21] 淸肺瀉肝湯	[34] 十二味寬中湯	[38] 李氏涼膈散
魚蟹積		[1] 太陰調胃湯	[68] 香蘇散	[13] 牧丹皮地黃湯
果菜積		[42] 葛茸浮萍湯 [1] 太陰調胃湯	[25] 香砂養胃湯	[13] 牧丹皮地黃湯
水積		[1] 太陰調胃湯 [21] 淸肺瀉肝湯	[34] 十二味寬中湯 [39] 寬中湯	[9] 荊防地黃湯 [27] 甘遂天一丸
蟲積		[19] 麻黃定痛湯 [21] 淸肺瀉肝湯	[49] 官桂附子理中湯 [55] 白何烏附子理中湯 冷積 亦用 此方	[7] 無塊 滑石苦蔘湯 [44] 李氏肥兒丸 [21] 有塊 忍冬藤地骨皮湯
積聚 凡成癥瘕	蕎麥爲末和 熱水每五錢 空心服 ○蛤粉二兩 四分空心溫 水下	[20] 熱多寒少湯 葶藶子一升熬以酒五升 浸七日日服三合 ○牽牛子一斤爲末蜜丸梧 子大每三十丸臨臥服同 萊菔子等分尤妙 ○大黃末同石灰蜜丸梧子 大每服三十丸日三次	[107] 薑朮破積湯 [134] 小建中湯 巴豆一兩爲末蜜丸黍米 大每三五介水呑下 ○枳殼三斤糊丸梧子大每 四十丸溫酒下	[21] 忍冬藤地骨皮湯 神麴一掬燒紅淬酒爲末 每五錢和水下空心日三 ○滑石五斤水飛每五錢米 飮下空心日再
通治		[88] 四時丹	[44] 巴豆丹 [75] 溫白元 [79] 如意丹	[83] 贊化丹
癥瘕 凡血瘕 痰瘕	杵頭糠同蕎 麥爲末糊丸 梧子大每空 心水呑四五 十丸	蕪荑檳榔等分爲末糊丸 梧子大每二十介白湯下 ○石雄黃二兩水飛九度同 白礬等分糊丸菉豆大每 七介酒服日三 ○白馬屎盛銅器一升空 心服	白雄鷄以飯飼之取糞炒 黃爲末每方寸匕溫酒下 ○吳茱萸三斤擣和酒煮熟 布裹熨於癥上冷更炒熱 熨之癥移走逐熨之消乃止	虎杖根爲末朴硝等分糊 丸梧子大每三十丸白湯 下日三 ○鱉甲醋炒爲末每一匙空 心服

四象 病名	太陽人	太陰人	少陰人	少陽人
水腫 陰腫陽腫	蕎麥二兩水煎空心日再服	赤尾鯉魚破腹白礬末五錢入內先紙裏又黃土包之竈內煨熟取出去紙土隨宜食之食頭者上消食身者中消食尾者下消一日用盡 ○黃顙魚三尾煮爛取汁調商陸末一錢服忌冷水 ○黃牛屎取汁飮勿食鹽 ○萞麻子五粒淸晨水呑下 ○黑丑頭末每方寸匕和水下以小便利爲度 ○郁李仁二兩煎取水薏仁三兩煎之空心服	大蒜攤貼臍中以小便利爲準 ○砂仁爲末每二錢和老酒服 ○白朮三兩每五錢同大棗三枚水煎溫服日三 ○香附子一斤爲末糊丸梧子大每五十米飮下日二次 ○巴豆去殼心熬黃糊丸小豆大每一丸水下以利便爲準勿飮酒	大戟一兩赤小豆二兩爲末每一錢式五更酒調服 ○甘遂五分入猪血煮熟空心服 ○澤瀉赤茯苓等分每一兩重水煎服
鬱症 心氣鬱結	葡萄木果各二錢煎服日三次	貝母去心一兩竹茹五錢煎服	烏藥酒浸一宿出炒同橘皮三錢煎服	龜甲五兩浸童便炒玄蔘五兩爲末糊丸梧子大每百丸空心溫酒下

浮腫部

四象 病名	太陰人	少陰人	少陽人
裡熟	[40] 葛根浮萍湯 [74] 加減大安湯 [24] 定神瀉肝湯	[25] 香砂養胃湯 [52] 芎歸葱蘇理中湯	[23] 木通大安湯
表寒	[43] 乾栗蠐螬湯 [73] 解肌大安湯 [94] 加減淸心湯 [14] 調胃升淸湯	[52] 芎歸葱蘇理中湯 [82] 保命飮 [81] 鎭陰膾 [34] 十二味寬中湯	[16] 木通無憂湯 [76] 浮腫 木通苦蔘湯

[참고]

太陰人 浮腫症勢가 或浮 或愈하여 洋方的으로 檢査하여도 何等 異常이 없는 경우가 있다. 이것은 血液循環이 잘 되지 않아서 온 것이니 加減淸肝湯[22], 或 經驗淸心湯[18], 或 升淸湯方을 加減하여 使用하면 效果가 있다.

脹滿部

四象 病名	太陽人	太陰人	少陰人	少陽人
氣脹		[1] 太陰調胃湯	[34] 十二味寬中湯	[9] 虛 荊防地黃湯 [20] 火 涼膈散火湯
食脹		[1] 太陰調胃湯 [17] 火 淸心蓮子湯	[34] 十二味寬中湯 [25] 香砂養胃湯 [49] 甚官桂附子理中湯	[13] 牧丹皮地黃湯 [44] 李氏肥兒丸 [8] 獨活地黃湯
鼓脹 氣脹血 脹熱脹	葡萄連蔓并實 與根水煎服一 大碗空心日三 回 ○蕎麥三兩水 煎空心服	[17] 淸心蓮子湯 [19] 麻黃定痛湯 [84] 腹脹 黃栗五味子膏 石菖蒲八兩爲末醋糊丸 梧子大每五十丸白湯下 日三 ○白丑黑丑并頭末每二 錢茶湯下日再	[52] 芎歸葱蘇理中湯 [82] 保命飮 [25] 滯 香砂養胃湯 [34] 十二味寬中湯 鷄屎白炒黃入酒煮每一 碗取汁飮之以利便爲準	[21] 忍冬藤地骨皮湯 赤小豆二兩水煎每一碗 空心服日再

消渴部

四象 病名	太陽人	太陰人	少陰人	少陽人
上消		[63] 萬金文武湯 [24] 定神瀉肝湯	[6] 補中益氣湯 [38] 薑尤寬中湯 [15] 八物君子湯	[20] 涼膈散火湯 [8] 獨活地黃湯 [17] 十二味地黃湯 [99] 天花粉地黃湯
中消		[14] 調胃升淸湯 [21] 淸肺瀉肝湯	[52] 芎歸葱蘇理中湯	[21] 忍冬藤地骨皮湯 [8] 獨活地黃湯 [17] 十二味地黃湯 [99] 天花粉地黃湯
下消		[21] 淸肺瀉肝湯 [62] 千金文武湯	[6] 補中益氣湯 [38] 薑尤寬中湯 [15] 八物君子湯	[22] 熟地黃苦蔘湯 [39] 黃連猪肚湯 [8] 獨活地黃湯 [17] 十二味地黃湯 [99] 天花粉地黃湯

四象 病名	太陽人	太陰人	少陰人	少陽人
消渴 引飲或 口中乾燥	鮪魚去腸留鱗 入茶葉包紙煨 熟食之 ○葡萄汁飲之	浮萍搗汁服之 ○薏苡仁煮粥二三次頓服 ○黑大豆入牛膽中滿限煎服 ○桑葉一兩煎服 ○烏梅肉五錢煎服 ○葛根二兩煎服日三五次	白芍藥甘草各五錢煎服 日三回	甘遂五錢黃連一兩爲末 糊丸菉豆大每二箇薄荷 湯下 ○兎絲子汁任意服之 ○川黃連酒浸黃栢細切各 二錢煎服 ○地骨皮白茯苓各三錢煎 服 ○忍冬草取根莖花葉等分 浸無灰酒更以糠火煨出 乾爲末糊丸梧子大每五 十丸至百丸好酒下

黃疸部

四象 病名	太陽人	太陰人	少陰人	少陽人
通治		[1] 太陰調胃湯 [56] 退黃飲 [21] 清肺瀉肝湯	[25] 香砂養胃湯 [72] 茵陳橘皮湯 [70] 茵陳四逆湯 [59] 理中湯 [71] 茵陳附子湯 [134] 小建中湯 [76] 瘴疸丸 [132] 退黃湯 [44] 巴豆丹 [107] 食滯黃疸 薑尤破積湯 [108] 黃疸 香砂理中湯	[9] 虛勞 荊防地黃湯 [4] 熱 荊防瀉白散 [6] 猪苓車前子湯
疸症 五種黃疸	蕎麥水煎 多服	綠礬四兩浸好酒爲末作 丸隨量服以米 飮	當歸五錢同生薑五錢煎服 ○茵陳二兩乾薑一兩煎服	苽蔞仁一兩煎服 ○黃栢汁滑石各一兩和服

瘧疾部

病名 ＼ 四象	太陽人	太 陰 人	少 陰 人	少 陽 人
瘧疾 久瘧 不止	蕎麥爲粥隨量服連三日	[1] 太陰調胃湯 [11] 熱 葛根解肌湯 [1] 勞久 太陰調胃湯 [7] 孕婦 經驗調胃湯 枯白礬細末醋糊丸梧子大以東南桃心七箇煎水二三十丸吞下 ○常山酒浸一夜每二錢煎服 ○黑牛尾毛燒末酒服方寸匙日三回 ○綠礬一錢發日朝和醋服	[9] 川芎桂枝湯 [43] 勞久 鷄蔘膏 [113] 鷄芪膏 附子人蔘各三錢發日早朝煎服至發時再煎服 ○生薑四兩取汁一盞露一宿發日五更面北立飮 ○石硫黃二錢發日早茶湯下 ○唐牛膝一握水煎三分直日早朝一服未發前一服臨發一服極妙 ○靑皮一兩燒存性爲末未發前溫酒服臨發時再服	[1] 荊防敗毒散 [8] 獨活地黃湯 [4] 裡熱 荊防瀉白散 [18] 地黃白虎湯 馬齒莧搗札手口男左女右 ○蜘蛛一箇爲末飯丸淸晨吞下 ○木鱉子二錢糊丸直日早朝和酒服

邪祟部

病名 ＼ 四象	太陽人	太 陰 人	少 陰 人	少 陽 人
通治		[88] 四時丹	[75] 溫白元 [79] 如意丹	[83] 贊化丹
邪祟	蕎麥煎水更煎木果一兩頓服	石菖蒲爲末吹鼻中又取石菖蒲汁灌口中 ○麝香一分和醋入口 ○石雄黃爲末吹鼻中 ○以醇溫酒灌口中或吹鼻中	雄鷄冠血塗面上又灌于口中 ○白狗頭血一升灌口中	犀角朱砂等分爲末每三錢灌口中 ○猪脂入苦酒煮灌口中

精部

四象 病名	太陽人	太 陰 人	少 陰 人	少 陽 人
夢遺		[17] 清心蓮子湯 [21] 清肺瀉肝湯 [44] 乾栗樗根皮湯 [24] 定神瀉肝湯	[6] 補中益氣湯 [135] 白尤散 [119] 加減補中湯 [39] 寬中湯	[40] 六味地黃湯 [17] 骨蒸十二味地黃湯
白淫		[17] 清心蓮子湯 [21] 清肺瀉肝湯 [24] 定神瀉肝湯 [44] 乾栗樗根皮湯	[6] 補中益氣湯 [135] 白尤散 [119] 陽道不足 加減補中湯	[40] 六味地黃湯 [17] 骨蒸 十二味地黃湯 [89] 陽道不足 加減地黃湯 [100] 加減補腎丸
遺精 虛勞驚 悸內熱 腎虛皆 有此症	五加皮酒 無時長服	五味子洗淨去核爲末糊丸 梧子大每三十丸臨臥服 ○桑螵蛸爲末同龍骨末糊 丸梧子大每二十丸溫水下 ○鹿角霜一兩爲末每二錢 阿膠水和服	狗頭鼻樑骨爲末每一錢臨 臥酒調服 ○蒼尤米泔浸乾爲末每三 錢臨臥酒調服	生地黃一兩黃栢二錢煎服 ○苦蔘去毒米油浸三日爲 末入牡蠣粉等分糊丸梧子 大每五十丸臨臥服溫水下 ○蝟皮燒存性每五錢酒調 服空心日再

氣部

四象 病名	太 陰 人	少 陰 人	少 陽 人
七氣	[17] 清心蓮子湯 [47] 麝香散	[96] 七氣湯 [34] 十二味寬中湯	[20] 涼膈散火湯 [97] 玄蔘丸
氣鬱	[17] 清心蓮子湯 [47] 麝香散	[97] 正氣天香湯 [39] 寬中湯	[97] 玄蔘丸 [20] 涼膈散火湯
九氣	[17] 清心蓮子湯 [47] 麝香散	[97] 正氣天香湯	[20] 涼膈散火湯 [97] 玄蔘丸
中氣	[48] 石菖蒲遠志散 [60] 滾痰湯	[66] 木香順氣散 [67] 蘇合香元 [153] 加減蘇合香元	[26] 朱砂益元散 [97] 玄蔘丸
短氣	[1] 太陰調胃湯 [38] 鹿茸大補湯 [37] 拱辰黑元丹 [102] 葛茸大補湯	[6] 補中益氣湯 [5] 升陽益氣湯 [15] 八物君子湯	[40] 六味地黃湯 [9] 荊防地黃湯 [97] 玄蔘丸
氣滯	[48] 石菖蒲遠志散 [60] 滾痰湯	[39] 寬中湯 [117] 橘皮一物湯	[13] 牧丹皮地黃湯 [97] 玄蔘丸
氣痛	[21] 清肺瀉肝湯	[39] 寬中湯	[13] 牧丹皮地黃湯 [97] 玄蔘丸

神部

四象 病名	太陽人	太陰人	少陰人	少陽人
驚悸 有怔忡症	木果五錢 煎服	[51] 牛黃淸心元 [49] 三神散 麥門冬去心蓮子肉各五錢煎服	[67] 蘇合香元 [15] 八物君子湯 人蔘各五錢半夏 薑炒三錢煎服	[40] 六味地黃湯 [17] 十二味地黃湯 靈砂眞珠爲末菉豆大作丸每二丸臨臥服
怔忡		[51] 牛黃淸心元 [49] 三神散 [91] 加味淸心湯	[33] 赤白何烏寬中湯 [17] 十全大補湯 [22] 加減君子湯	[90] 朱砂散 [40] 六味地黃湯 [9] 荊防地黃湯
健忘	五加皮多 煎服	[49] 三神散 [14] 調胃升淸湯 蓮實五錢同粳米一合爲粥食之	[15] 八物君子湯 [17] 十全大補湯 沈香五錢爲末人蔘湯下	[40] 六味地黃湯 [9] 荊防地黃湯 白茯神熟地黃各五錢水煎服
不寐 或虛損 或振悸	鮒魚煮熟 隨意服之	酸棗仁炒五錢山藥五錢煎服	半夏 薑炒三錢煎服日再 〇乾薑爲末每三錢白湯下取微汗	熟地黃一兩枸杞子三錢煎服
不眠		[18] 經驗淸心湯	[122] 加減歸黃湯 [121] 加減歸芍湯	[9] 荊防地黃湯
癲癎 涎潮吐沫 歌笑發狂	木果一兩 水煎久服	[21] 熱 淸肺瀉肝湯 [51] 寒 牛黃淸心元 [48] 石菖蒲遠志散 [49] 三神散 [101] 癎疾千金調胃湯 皂角水浸搗汁熬膏入麝香一分攤曬每一片化漿水灌鼻取涎 〇苽蒂炒黃爲末和開水灌之吐痰 〇龍齒磨汁二合食上服日再次 〇天門冬去心皮爲末酒服方寸匕日三 〇白礬一兩細茶五錢同爲末蜜丸梧子大小兒十介大人五十介茶湯下久服痰自大便中出斷病根	[18] 獨蔘八物湯 [34] 十二味寬中湯 [79] 如意丹 南星四錢唐木香一錢生薑十四片水煎溫服 〇川烏頭去皮二錢五分同五靈脂五錢爲末梧子大作丸每一丸干湯下	[18] 熱 地黃白虎湯 [17] 十二味地黃湯 [9] 虛 荊防地黃湯 苦蔘二斤浸童便一斗二升煎取六升釀酒隨量服之
癲狂		[21] 淸肺瀉肝湯 [51] 牛黃淸心元 [48] 石菖蒲遠志散 [49] 三神散	[18] 獨蔘八物湯 [35] 人蔘白何烏寬中湯 [79] 如意丹	[18] 熱 地黃白虎湯 [17] 十二味地黃湯 [9] 虛 荊防地黃湯

血部

病名 \ 四象	太陽人	太陰人	少陰人	少陽人
衄血 眩暈欲死晝夜不止或大病後衄血	松花爲末五錢和溫水下	[34] 補肺元湯 [91] 加味淸心湯 [36] 加減補肺湯 栗子七枚燒存性爲末栗殼煎水和服 ○百草霜五錢爲末茅根煎湯下或爲末吹鼻中 ○枯白礬爲末二錢溫湯下 ○紫背浮萍炒五錢煎服 ○蒲黃炒爲末三錢和水服 ○亂髮灰三錢溫湯下 ○麥門冬三錢煎服	[20] 香附子八物湯 [124] 加減歸烏湯 當歸末五錢艾葉湯下 ○人蔘五錢爲末乾薑湯下	[15] 虛 生熟地黃湯 [20] 火 涼膈散火湯 [91] 止血地黃湯 薄荷取汁滴鼻中或乾薄荷水煎綿漬塞鼻孔 ○燈心一兩研末每一錢式同丹砂一錢米飮下 ○牡蠣粉一錢石膏五錢溫酒調下
吐血 傷酒虛勞有此症	五加皮煎水和杵頭糠二錢服之	[17] 淸心蓮子湯 [21] 熱 淸肺瀉肝湯 [35] 勞山藥補肺元湯 [14] 白血球減少症 調胃升淸湯 石菖蒲煎水和貝母末二錢服 ○蓮葉煎水和蒲黃末炒三錢服之 ○紫背浮萍五錢炒煎服	[18] 獨蔘八物湯 [81] 鎭陰膾 [17] 十全大補湯 [123] 白血球減少症 加減黃烏湯 人蔘一兩肥棗五枚煎服三四次 ○黃芪五錢爲末蜜水調下 ○乾薑爲末三錢白朮煎水和服	[8] 獨活地黃湯 [17] 十二味地黃湯 [9] 荊防地黃湯 鱉甲炒煎水和犀角末一錢服 ○生地黃取汁每一碗服之 ○川黃連爲末每二錢溫水下
尿血		[21] 淸肺瀉肝湯 [17] 色傷 淸心蓮子湯	[33] 赤白何烏寬中湯	[15] 生熟地黃湯 [20] 涼膈散火湯
便血		[21] 淸肺瀉肝湯 [17] 淸心蓮子湯	[17] 十全大補湯 [59] 理中湯 [25] 香砂養胃湯	[20] 涼膈散火湯 [15] 生熟地黃湯 [92] 加減淸腸湯
齒舌血		[28] 葛根承氣湯	[53] 吳茱萸附子理中湯 [6] 血汗 補中益氣湯 [3] 升陽益氣附子湯 [17] 九竅出血 十全大補湯	[19] 陽毒白虎湯 [50] 催生飮
失血眩暈 九竅出血	五加皮煎水和葡萄末二錢服	[1] 太陰調胃湯 [35] 山藥補肺元湯 [91] 血證 加味淸心湯 井泉水先洗面又頓服 ○龍骨爲末五錢井華水和服 ○麥門冬去心五錢五味子二錢煎服 ○蓮葉每三兩煎服 ○天門冬長服大效	[15] 八物君子湯 [155] 烏肝湯 [6] 補中益氣湯 [5] 升陽益氣湯 [118] 內傷血氣 當歸溫中湯 烏藥五錢橘皮五錢煎服 ○吳茱萸三錢煎服	[40] 六味地黃湯 [8] 獨活地黃湯 靈砂一分式淸水下五次 ○荊芥三錢酒煎服 ○人中白爲末二錢和童便服 ○生地黃五兩取汁服

病名 \ 四象	太陽人	太陰人	少陰人	少陽人
下血 或年久不止 或數升瀉血	蕎麥爲末每一兩葡萄煎水和下	葛根二斤取汁入蓮藕一升和服葛根湯和椿根白皮末五錢頓服 ○貫衆去皮毛剉焙爲末每二錢空心米飲下	蒼朮一兩煎水和砂仁末二錢空心服 ○人蔘水和側栢葉爲末二錢服 ○白朮一兩煎服	赤小豆煎水和川黃連末二錢空心服 ○黃栢五錢地楡一兩煎服

聲音部

病名 \ 四象	太陽人	太陰人	少陰人	少陽人
風寒失音		[1] 太陰調胃湯 [50] 麥門冬遠志散	[9] 川芎桂枝湯	[1] 荊防敗毒散
色傷失音		[10] 腎氣調胃湯	[17] 十全大補湯 [6] 補中益氣湯	[9] 荊防地黃湯
病後失音		[32] 調理肺元湯加石菖蒲	[17] 十全大補湯	[40] 六味地黃湯
中風失音		[61] 袪風解語散 [18] 經驗淸心湯	[95] 壽脾解語湯 [24] 袪風散	[53] 歸腎解語散
産後失音		[32] 調理肺元湯 [34] 補肺元湯加石菖蒲	[17] 十全大補湯	[9] 荊防地黃湯 [1] 荊防敗毒散
聲音 失音 或嘌瘖	蕎麥末四兩和水四分服	白果炒黃四兩桑白皮二兩水煎三分服 ○杏仁去皮炒黃爲末含嚥	人蔘二兩訶子肉一兩同爲末噙之 ○橘皮五錢水煎徐呷 ○肉桂爲末五錢水煎服取汗 ○附子末吹入喉中	猪脂煉和醋飲之

津液部

病名 \ 四象	太陽人	太陰人	少陰人	少陽人
自汗盜汗		[9] 調胃升淸湯	[6] 補中益氣湯 [69] 桂枝附子湯 [134] 小建中湯	[20] 上消 涼膈散火湯 [17] 骨蒸 十二味地黃湯 [8] 獨活地黃湯 [9] 荊防地黃湯
諸汗 盜汗虛 汗自汗	松花和水每五錢服	鹿角霜三兩龍骨炒一兩五錢爲末酒糊丸梧子大每鹽湯服四十丸 ○麻黃根牡蠣粉各三錢煎服 ○徑霜桑葉白芷爲末每三錢溫酒服	黃芪一兩白朮五錢水煎服	熟地黃一兩防風二錢水煎服 ○白茯苓二兩煎服 ○石膏五錢浮小麥煎水和服

痰飮部

四象 病名	太陰人	少陰人	少陽人
風痰	[9] 調胃續命湯	[24] 祛風散	[1] 荊防敗毒散
寒痰	[9] 調胃續命湯 [46] 熊膽散	[33] 赤白何烏寬中湯 [59] 理中湯	[1] 荊防敗毒散
濕痰	[9] 調胃續命湯 [46] 熊膽散	[33] 赤白何烏寬中湯	[4] 荊防瀉白散
熱痰	[21] 清肺瀉肝湯	[35] 人蔘白何烏寬中湯 [6] 補中益氣湯 [36] 當歸白何烏寬中湯	[20] 涼膈散火湯 [19] 陽毒白虎湯
鬱痰	[21] 清肺瀉肝湯	[36] 當歸白何烏寬中湯	[20] 涼膈散火湯
氣痰	[60] 滾痰湯	[39] 寬中湯	[3] 導赤降氣湯
食痰	[1] 太陰調胃湯	[25] 香砂養胃湯	[40] 六味地黃湯
酒痰	[20] 熱多寒少湯	[14] 星香正氣散	[38] 李氏涼膈散 [4] 荊防瀉白散
驚痰	[60] 滾痰湯 [48] 石菖蒲遠志散	[67] 蘇合香元 [75] 溫白元	[26] 朱砂益元散
流注	[21] 清肺瀉肝湯	[34] 十二味寬中湯 [24] 祛風散	[19] 陽毒白虎湯 [31] 輕粉乳香沒藥丸
痰厥	[21] 清肺瀉肝湯 [28] 熱 葛根承氣湯	[14] 星香正氣散	[5] 黃連瀉白散
痰塊	[21] 清肺瀉肝湯	[75] 溫白元 [34] 十二味寬中湯 [52] 芎歸葱蘇理中湯 [137] 痰滯 加味二陳 湯①	[19] 陽毒白虎湯 [31] 輕粉乳香沒藥丸

[참고]

太陰人 痰痛 枯白礬爲末 每一, 二錢式 食遠服效好酒調服則 尤妙

蟲部

四象 病名	太陽人	太陰人	少陰人	少陽人
蛔		[19] 麻黃定痛湯 [96] 蛔痛 安蛔飮	[56] 白何烏理中湯 [55] 白何烏附子理中湯 [104] 健脾壯胃湯 [109] 獨蔘理中湯 [149] 加味十全大補湯	[7] 滑石苦蔘湯 [40] 六味地黃湯
諸蟲 蛔蟲寸 白蟲治 法略同	木果一兩 蕎麥一兩 同煎服	薏苡根二兩空心煎服 ○使君子二兩以白礬二錢 半生半熟煎水更煎空心服 ○烏梅煎水和槐花末三錢 空心服 ○楄子四十九箇和雪糖水 嚥下空心連三日	乾漆燒存性一兩入鷄內腹 爛熟每一甫兒空心服 ○白朮一兩苦練白皮五錢 水煎服空心	馬齒莧水煎和醋空心服生 一兩乾三錢 ○石榴木東根一握空心煎 服 ○檳榔五錢爲末滑石煎水 和服日三空心

小便部

四象 病名	太陽人	太陰人	少陰人	少陽人
不利		[1] 虛 太陰調胃湯 [20] 熱 熱多寒少湯 　　諸症 亦分寒熱治之 [94] 加減清心湯	[33] 赤白何烏寬中湯 [6] 補中益氣湯	[6] 猪苓車前子湯 [16] 虛 木通無憂湯 [18] 實熱 地黃白虎湯
不禁 或遺尿于床	五加皮葡萄藤各一兩煎服	[1] 遺尿 太陰調胃湯 鹿角霜爲末酒糊丸梧子大每四十丸空心溫酒 ○白果十四箇生七煨七食之 ○枯白礬牡蠣粉等分每方寸匕溫酒下日三次 ○鹿角末每五錢和酒服	[6] 補中益氣湯 [59] 理中湯 白紙一張鋪席待遺于上取紙晒乾燒之和酒服 ○烏藥益智仁等分各五錢調酒服 ○草烏頭一兩童便浸七日去皮同鹽炒爲末酒糊丸菉豆大每二十介鹽湯下 ○破故紙酒蒸小茴香鹽炒各十兩酒糊丸梧子大每百丸鹽湯下	[40] 六味地黃湯 [20] 涼膈散火湯 石膏八兩搗碎入水一斗煎至五升每服五合 ○薔薇根五錢酒煎夜飲
五淋		[1] 寒 太陰調胃湯 [20] 熱 熱多寒少湯 [94] 加減清心湯	[38] 薑尤寬中湯 [6] 補中益氣湯 [125] 加減和中湯	[9] 荊防地黃湯 [25] 荊芥淸腸湯 [6] 猪苓車前子湯　加木通生地黃 [89] 加減地黃湯
不通 附不利	蕎麥米爲末和水服方寸匙日三次	芭麻子三粒研細入紙撚挿入莖中 ○桑螵蛸三十枚黃芩二兩水煎二分服 ○杏仁去皮尖炒黃研末五錢米飲下	黃芪二錢煎服 ○白鹽湯水白尤二兩煎服 ○葱白一兩煎服	滑石車前子等分搗和水作餅塗臍之四畔方四寸乾卽易之 ○山梔子仁十四箇同大蒜搗貼臍上 ○知母黃栢各一兩酒洗爲末作丸以溫湯四分服 ○瞿麥車前子等分爲末每五錢煎服
赤白濁 小便見 血及尿血	葡萄根煎空心多服 ○蕎麥多煎服	石蓮肉去心爲末每三錢遠志煎水調服 ○五味子桑螵蛸各三錢煎服 ○樗根白皮五錢入白果三錢煎服 ○烏梅煎水和亂髮灰二錢空心服	益智仁鹽水炒厚朴干炒各三錢水煎服 ○黃芪蜜灸五錢煎服日再	白茯苓一兩黃栢三錢煎服
莖中痒痛		[17] 淸心蓮子湯 [20] 熱多寒少湯	[38] 薑尤寬中湯 [6] 補中益氣湯 加香附子川芎	[3] 導赤降氣湯 [43] 白濁 李氏導赤散

病名 \ 四象	太陽人	太陰人	少陰人	少陽人
交腸		[1] 太陰調胃湯 [20] 熱多寒少湯	[6] 補中益氣湯 [15] 八物君子湯	[6] 猪苓車前子湯 [9] 荊防地黃湯
淋疾	蕎麥作粥空心隨量服 ○葡萄汁服之	雲母粉三錢和溫水下 ○薏苡仁子葉根皆用一兩水煎熱服夏月冷服以通爲度 ○亂髮燒存性入射香少許米飲下	鷄屎白炒爲末方寸匙溫水服日三回	地膚子一兩煎服 ○滑石一兩和車前子汁立服 ○王不留行冬葵子各五錢水煎服 ○虎杖根爲末每三錢米飲下 ○馬齒莧取汁一盞服日再

大便部

病名 \ 四象	太陽人	太陰人	少陰人	少陽人
滯泄		[1] 太陰調胃湯 [17] 淸心蓮子湯	[25] 香砂養胃湯 [13] 藿香正氣散 [55] 白何烏附子理中湯 [148] 椒桂丸	[13] 牧丹皮地黃 湯 [83] 贊化丹
泄瀉 伏暑暴泄	松葉取汁頓服 ○蕎麥作飯頓食	山藥五錢五味子二錢煎服三四次 ○枯白礬醋糊丸每梧子大三十介木瓜湯下 ○藁本二錢煎	鶯粟殼大棗肉各二錢煎服 ○白朮五錢肉豆蔻三錢同煎服 ○吳茱萸炮三錢水煎入鹽少許服之 ○附子赤石脂各一錢煎服 ○乾薑一兩厚朴五錢煎服	川黃連二錢爲末白湯下 ○石膏煨飯丸梧子大黃丹爲衣每二十丸米飲下 ○梔子二十介微炒去皮水煎服 ○石膏爲末二兩溫水呑下
不通	蕎麥末井華水調下	牽牛子半生半熟一錢同大黃末一錢水調服 ○烏梅十一枚去核作大棗大納于下部卽通 ○桃仁三兩煎服	巴豆一枚呑下不通再服 ○當歸二錢蘇木一錢爲末米飲下 ○生薑削長二寸塗鹽納于下部 ○厚朴作丸綠豆大薑湯五十丸下	輕粉二錢黃丹一錢爲末作丸每一錢米飲下 ○川黃連爲末每二錢米飲下
暑泄		[11] 葛根解肌湯 [1] 太陰調胃湯	[56] 白何烏理中湯 [55] 白何烏附子理中湯	[26] 朱砂益元散 [6] 猪苓車前子湯
虛泄		[1] 太陰調胃湯 [17] 淸心蓮子湯 [89] 泄瀉 薏苡仁調胃湯	[56] 白何烏理中湯 [55] 白何烏附子理中湯 [49] 官桂附子理中湯 [110] 下利淸水 桂枝葱蘇理中湯 [127] 加減白豆湯	[13] 牧丹皮地黃湯 [6] 猪苓車前子湯 [70] 猪苓白虎湯

病名 \ 四象	太陽人	太陰人	少陰人	少陽人
腎泄		[10] 腎氣調胃湯 [104] 太陰固腸丸 [17] 清心蓮子湯	[49] 官桂附子理中湯 　　或君製何烏 倍白朮 [144] 神秘丹	[9] 荊防地黃湯
痢疾 赤白痢 及久痢	蕎麥麵炒 二錢雪糖 水下	[44] 乾栗樗根皮湯 [17] 清心蓮子湯 [28] 葛根承氣湯 [90] 大黃樗根皮湯 [82] 桔更樗根皮湯 大黃一兩酒浸半日煎服 ○烏梅一兩去核炒糊丸梧 子大每服五箇米飲下 ○枯白礬爲末醋糊丸梧子 大每十五丸米飲下 ○雲母爲粉方寸匕米飲下	[25] 香砂養胃湯 [84] 蒜蜜膏 [43] 鷄蔘膏 [83] 赤蛇煎 寒甚擇用 理 中湯諸方也 [111] 人蔘罌栗湯 大蒜五箇濃煎和蜜服 ○乾薑燒存性每一錢米飲 下 ○巴豆去皮心熬研作丸菉 豆大三四介式米飲下 ○赤石脂末每一錢米飲下	[24] 黃連淸腸湯 [16] 木通無憂湯 [77] 柴胡淸腸湯 黃連爲末每三錢和鷄子 淸作丸服之 ○地楡五錢煎服 ○忍冬藤五錢濃煎服 ○猪肝童便煎頓服 ○赤小豆一合金銀花五錢 水煎服
便閉 二便閉 腸悶欲死	木果一兩 煎服	[28] 葛根承氣湯 [6] 承氣調胃湯 [64] 虛甚 二門五味湯 亂髮一團燒灰鹽湯下 ○白礬末塡滿臍中以新汲 水滴之令冷氣透腹 ○皂莢三錢燒末米飮下	[44] 巴豆丹 [38] 薑朮寬中湯 丁香十四錢硏末白沸湯 下不效再服 ○大蒜一升入水三升煎至 一升頓服	[18] 地黃白虎湯 [28] 輕粉甘遂龍虎丹 [84] 加味地黃湯 輕粉一分生麻油一合和 空心服 ○甘遂末和生麪糊作餅傅 臍中及丹田內服甘草湯

頭部

病名 \ 四象	太陽人	太陰人	少陰人	少陽人
頭痛 傷寒痛 或疾痛	蕎麥粉一兩 溫水下	[1] 寒 太陰調胃湯 [11] 熱 葛根解肌湯 [58] 風 如神炷 [20] 痰 熱多寒少湯 [11] 偏頭 葛根解肌湯 [18] 經驗淸心湯 [22] 加減淸肝湯 葛根一兩皂莢三錢煎服 ○藁本五錢同黃芩二錢煎 服 ○萊菔子三錢煎服 ○竹茹五錢煎服	[6] 補中益氣湯 [15] 八物君子湯 [20] 鬱 香附子八物湯 [24] 風痰 祛風散 [128] 加減理中湯 [129] 三陸湯 [130] 川芎湯 [131] 加味平謂散 [154] 加味香附子八物湯 南星二錢香附子一錢煎服 ○香附子六錢烏藥二錢煎 服	[9] 荊防地黃湯 [18] 實熱 地黃白虎湯 [1] 風 荊防敗毒散 [3] 痰 導赤降氣湯 [20] 涼膈散火湯 [12] 偏頭 黃連地黃湯 [80] 逆氣頭痛 少陽補胃湯 [86] 加味白虎湯 荊芥穗五錢石膏一兩煎服 ○童便服頓 ○牛蒡子石膏各五錢爲末 茶湯和下

四象 病名	太陽人	太陰人	少陰人	少陽人
頭風 傷風冷痛	五加皮煎水和蕎麥末五錢熱服	白芷五錢萊菔子二錢煎服 ○蔓荊子五錢杏仁二錢煎服	川芎去油五錢當歸二錢煎服 ○半夏白朮各三錢煎服	防風爲末糊丸彈子大每一丸嚼茶湯下

面部

四象 病名	太陽人	太陰人	少陰人	少陽人
面熱		[20] 熱多寒少湯 [17] 女勞 淸心蓮子湯	[6] 補中益氣湯	[20] 涼膈散火湯 [17] 骨蒸 十二味地黃湯
面寒		[1] 太陰調胃湯 [20] 黃黑 熱多寒少湯	[55] 白何烏附子理中湯 [49] 官桂附子理中湯	[9] 荊防地黃湯 [17] 十二味地黃湯
風熱		[20] 熱多寒少湯 [13] 加減解肌湯 [13] 面腫 加減解肌湯	[15] 八物君子湯	[20] 涼膈散火湯
雀班		[103] 西施玉容散 通中下 藁本 黃栗 白芷散 洗面時 取用	綠豆 藿香散 洗面時 取用	防風 天花粉散 洗面時 取用
面病 瘢瘟面風 刺黑氣或 赤痒	五加皮爛煎一以內服一以洗面	黑丑和鷄子淸夜夜傅之 ○皂角杏仁各等分爲末和麻油傅之	半夏焙乾和醋傅連三日後以艾葉湯洗之	馬齒莧湯洗日二次 ○白茯苓爲末和蜜傅之

眼部

四象 病名	太陽人	太陰人	少陰人	少陽人
通治		[1] 寒 太陰調胃湯 [20] 熱 熱多寒少湯 [57] 洗藥 立效散 [87] 眼病 杏仁麥門冬湯	[6] 補中益氣湯 [17] 十全大補湯 [15] 八物君子湯 [91] 硫黃散 [143] 當歸明目湯	[9] 荊防地黃湯 [15] 生熟地黃湯 [20] 火 涼膈散火湯 [38] 李氏涼膈散 [19] 寒熱 陽毒白虎湯
點眼		[65] 明目散 通中下	[90] 洗藥 煖肝散	[49] 洗藥 點眼散 通上中

四象 病名	太陽人	太陰人	少陰人	少陽人
眼疾 內外障 一切赤痛	松花爲末和人乳頻頻入眼 ○松葉作湯洗之 ○蕎麥作枕枕之	白礬細研點眼 ○杏仁麪裏煨熟去油爲研點眼 ○石菖蒲取自然汁火熬成膏日日點之 ○麻黃根炒黑入麝香少許爲末頻頻蓄鼻 ○白芷同石雄黃煉蜜作丸龍眼大每服一丸食後日二次名還睛丸	白鹽炒黑細研點之 ○白鹽爲湯頻頻洗之 ○當歸蒼朮各等分水煎多服五錢式	川黃連同黃栢作湯洗之 ○山猪膽和人乳點之 ○決明子二升爲末每食後服方寸匙 ○決明子炒研作餅傅于兩太陽穴

耳部

四象 病名	太陽人	太陰人	少陰人	少陽人
耳聾		[10] 腎氣調胃湯 [38] 鹿茸大補湯 [102] 葛茸大補湯 [87] 杏仁麥門冬湯	[17] 十全大補湯 [15] 八物君子湯 [141] 加味桂枝湯①	[9] 荊防地黃湯 [40] 六味地黃湯
耳鳴		[10] 腎氣調胃湯 [38] 鹿茸大補湯 [102] 葛茸大補湯	[15] 八物君子湯 [17] 十全大補湯	[9] 荊防地黃湯
聤膿		[11] 葛根解肌湯	[15] 八物君子湯 [17] 十全大補湯	[20] 涼膈散火湯
耳病 耳痛耳瘡 耳鳴耳聾	蕎麥作湯食後服又取水點耳中	穿山甲燒存性入麝香少許吹耳中石菖蒲取汁入耳 ○杏仁取油入耳中	大棗去核同香附子末作丸絹裏納耳中 ○細辛爲末綿裏納耳中	荺蔞根五斤煎水釀酒服之 ○馬齒莧爲末綿裏納耳中

鼻部

四象 病名	太陽人	太陰人	少陰人	少陽人
鼻淵		[11] 葛根解肌湯 [28] 葛根承氣湯 [58] 如神炷 [22] 加減淸肺湯	[17] 十全大補湯 [11] 加減香蘇散	[19] 陽毒白虎湯 [20] 涼膈散火湯

四象 病名	太陽人	太陰人	少陰人	少陽人
鼻塞		[58] 如神炷	[10] 芎歸香蘇散	[1] 荊防敗毒散
鼻痛		[11] 葛根解肌湯	[6] 補中益氣湯	[1] 荊防敗毒散
鼻痔		[21] 清肺瀉肝湯 [23] 加減清肺湯	[17] 十全大補湯 [11] 加減香蘇散 [142] 加味桂枝湯②	[4] 荊防瀉白散
鼻瘡		[58] 如神炷	[15] 八物君子湯	[20] 涼膈散火湯 [75] 清涼散火湯 [101] 加減清涼散火湯
鼻病 鼻淵鼻塞 鼻中息肉 鼻瘡	葡萄末吹鼻孔 ○葡萄搗裏絹塞鼻孔	白礬燒末同芘麻子入麝香少許作丸綿裏塞鼻中 ○杏仁研末和人乳塞鼻孔	細辛爲末塞鼻中裏以綿 ○百草霜爲末每一錢冷水服	黃栢末絹塞鼻中 ○樑上塵爲末吹鼻孔入石雄黃亦佳

口舌部

四象 病名	太陽人	太陰人	少陰人	少陽人
口舌 口疳瘡 舌腫唇 腫重舌	五加皮二兩重水煎服日二次	[53] 黑奴丸 [55] 二聖救苦丸 　　　上二方 皆可含之 　　　或合明目散 [21] 清肺瀉肝湯 白礬爲末和麝香少許擦牙上 ○白芒爲末每七錢食後和井水服 ○大黃枯白礬等分爲末擦之 ○五倍子爲末擦之 ○蒲黃爲末傅之	[15] 八物君子湯 [85] 人蔘散 [34] 十二味寬中湯 人蔘乾薑各三錢爲末擦之 ○吳茱萸爲末擦之 ○甘草水煎乘熱嗽口	[20] 涼膈散火湯 [19] 陽毒白虎湯 [44] 李氏肥兒丸 [46] 唇腫水銀薰鼻方 [31] 輕粉乳香沒藥丸 　　　少陽人多有此症 乳香爲末滴人乳噙之 ○黃栢爲末摻之吐 ○石膏同猪脂傅之 ○水銀同黃連水煎含之而吐水銀一錢黃連三錢水二升

牙齒部

四象 病名	太陽人	太陰人	少陰人	少陽人
牙齒 蟲齒風齒牙 齦痒 通出	五加皮同葡萄 根煎水頻頻含 漱 ○松葉煎含 ○松子煎水頻 頻含之	[58] 如神炷 [59] 歸腎一擦光 [21] 三叉神經痛 淸肺瀉 肝湯 五倍子煎含 ○薏仁根煎水含之 ○露蜂房煎水含之 ○大黃同皂角煎水含之 ○白礬水煎漱口 ○黑豆湯升麻煎含 ○萊菔子水煎含 ○使君子同石雄黃煎含 ○桔更薏仁各二兩水煎服	[6] 補中益氣湯 [24] 祛風散 [95] 壽脾解語湯 [9] 川芎桂枝湯 老薑同巴豆煎含 ○附子同蒼朮煎含 ○燒酒含漱 ○鹽湯入吳茱萸煎含 ○百草霜和蜜塗之 ○川椒同蕪荑煎含	[1] 荊防敗毒散 [20] 涼膈散火湯 [19] 陽毒白虎湯 [50] 催生飮 苦蔘同荊芥根煎含 ○赤小豆湯和石膏末含之 ○川黃連同寒水石煎含 ○生地黃爛煎含之 ○水銀少許入煙草吸煙吐 涎

咽喉部

四象 病名	太陽人	太陰人	少陰人	少陽人
乳蛾		[20] 熱多寒少湯 [29] 葛根大承氣湯 [58] 如神炷 [5] 虛 升芷調胃湯	[83] 赤蛇煎 [18] 獨蔘八物湯 [81] 鎭陰膾 [75] 溫白元 　或狗羹 蒸于當處	[20] 涼膈散火湯 [19] 陽毒白虎湯 [27] 甘遂天一丸 [46] 甚垂危水銀薰鼻方 [31] 輕粉乳香沒藥丸
咽喉 喉痺腫 痛卒塞 不語生 瘡乳蛾	松節湯煎 蕎麥熱服	白桔梗煎熱服 ○麻黃燒煙筒中熏之 ○白礬硏末頻頻點之 ○石菖蒲根水煎熱服 ○萞麻子仁燒煙熏吸 ○遠志五味子各五錢煎服 ○桑螵蛸同山豆根各三錢 煎服	百草霜爲末和大蒜湯熱服 ○烏藥同南星各二錢煎服 ○人蔘三錢入蘇葉一錢水 煎乘熱服之 ○人蔘五錢乾薑三錢煎服 ○甘草五錢煎乘熱服	忍冬藤同車前子各五錢煎 服 ○玄蔘五錢黃栢二錢煎服 ○童便和硼砂五分熱服 ○臘月猪膽溫水和下 ○土茯苓五兩水煎久呑下
諸症		[20] 熱多寒少湯 [58] 如神炷 [5] 虛 升芷調胃湯 [93] 桔梗湯①	[83] 赤蛇煎 [18] 獨蔘八物湯 [81] 鎭陰膾 [75] 溫白元 [50] 獨蔘官桂理中湯 [92] 金蛇酒 [146] 當歸四七湯	[20] 涼膈散火湯 [19] 陽毒白虎湯 [27] 甘遂天一丸 [46] 甚垂危水銀薰鼻方 [31] 輕粉乳香沒藥丸 　纏喉風同脣腫條 [85] 咽喉 加味散火湯

病名 ＼ 四象	太陽人	太陰人	少陰人	少陽人
誤呑 (虫骨鐵等物)		[64] 二門五味湯	[102] 炒仁散 　或當歸川芎各五錢 　人蔘三兩煎和蜜服	[50] 催生飲 [40] 六味地黃湯 　或朴硝滑石末同猪脂 　調服

頸項部

病名 ＼ 四象	太陰人	少陰人	少陽人
通治	[21] 清肺瀉肝湯 [1] 太陰調胃湯	[6] 補中益氣湯 [9] 川芎桂枝湯	[9] 荊防地黃湯 [20] 涼膈散火湯

背部

病名 ＼ 四象	太陽人	太陰人	少陰人	少陽人
通治		[21] 清肺瀉肝湯 [1] 太陰調胃湯	[6] 補中益氣湯 [9] 川芎桂枝湯	[9] 荊防地黃湯 [20] 涼膈散火湯
肩背 強硬又熱腫	松節五加皮各二兩 煎服 ○木果三兩煎服	黑大豆五兩同枇葉二 兩煎服	蒼朮二兩煎水和蘇木 末一兩酒調服	忍冬藤五錢羌活二錢 煎服

胸部

病名 ＼ 四象	太陽人	太陰人	少陰人	少陽人
胸痛		[19] 麻黃定痛湯 [18] 經驗淸心湯	[32] 加減天香湯 [35] 臟結 人蔘白何烏寬中湯 [39] 寬中湯 [49] 官桂附子理中湯	[20] 涼膈散火湯 [9] 荊防地黃湯
關格		[98] 桔梗湯②		
心胸 冷热蟲 諸痛	杵頭糠爲 末二錢木 果水調服	石菖蒲竹茹各五錢水煎 服 ○烏梅五錢石菖蒲三錢 煎服 ○薏仁根二兩同桃仁三 錢煎服 ○白礬五錢爲末白湯下	丁香二錢爲末酒調服 ○良薑乾薑各五錢煎服 ○大蒜汁一甫兒和蜜服 ○附子一錢乾干五錢煎服 ○烏藥二錢桂心三錢煎服 ○香附子一兩桂枝五錢水煎服 ○天仙子五分五靈脂二錢同 煎服	神麯五錢煎服 ○山梔子二錢元蔘五錢 煎服 ○木通五錢沒藥二錢煎 服

乳部

病名＼四象	太陰人	少陰人	少陽人
下乳	[34] 補肺元湯 [66] 補肺通乳湯	[20] 香附子八物湯 [68] 香蘇散 [98] 甘橘煎	[60] 通乳歸腎湯 [40] 六味地黃湯
乳癰	[20] 熱多寒少湯 [9] 虛 調胃續命湯	[15] 八物君子湯 [17] 十全大補湯	[3] 導赤降氣湯 [20] 涼膈散火湯
消乳	五味子 連肉等藥	黃芪 人蔘等藥	熟地·生地等藥

腹部(附 臍部)

病名＼四象	太陽人	太陰人	少陰人	少陽人
腹痛 冷疼熱疼 血疼蟲痛	木果五錢蕎麥一兩煎服	[17] 清心蓮子湯 [1] 太陰調胃湯 [47] 急痛 麝香散 [1] 臍築 太陰調胃湯 石菖蒲爲末每二錢白湯下或酒下 ○蔓菁子一大合研取汁一盞頓服 ○黑大豆半升熬焦入酒一升煮沸飲取醉 ○猪牙皂角二錢煎服	[59] 理中湯 [39] 寬中湯 [59] 臍築 理中湯 [37] 五靈脂寬中湯 [134] 小建中湯 吳茱萸白芍藥各五錢煎服 ○烏藥三錢入煨薑一錢煎服 ○獨頭蒜同厚朴五錢煎服 ○苦練根白皮一兩入生甘草炙甘草各五錢煎服 ○肉桂五錢入枳殼二錢煎服 ○蒼朮一兩煎服 ○乾薑白朮各五錢煎服	[9] 荊防地黃湯 [7] 滑石苦蔘湯 [40] 臍築 六味地黃湯 [71] 腹痛 八味苦蔘湯 [80] 少陽補胃湯 苦蔘五錢煎服 ○童便一大合頓服 ○神麴炒麥芽炒各五錢煎服

腰部

病名＼四象	太陽人	太陰人	少陰人	少陽人
腰痛	五加皮松節各五錢爲末酒調服	[1] 太陰調胃湯 [102] 葛茸大補湯 皂角子一千二百箇爲末糊丸梧子大每三十丸式酸棗仁湯空心下 ○威靈仙一斤酒浸七日糊丸梧子大每二十丸酒下 ○大黃酒蒸爲末每二錢葛根汁和服 ○鹿茸酥煮爲末每一錢酒下 ○鹿角屑炒黃爲末空心溫酒服方寸匙日五次	[6] 補中益氣湯 [34] 十二味寬中湯 [9] 川芎桂枝湯 [140] 加味二陳湯④ [147] 當歸八物湯 草烏一兩入鷄內爛烹取水服之 ○香附子煎水杜冲五錢更煎服 ○白朮一兩橘皮五錢煎服	[9] 荊防地黃湯 [40] 六味地黃湯 地骨皮一兩煎服 ○地膚子爲末酒服方寸匙日五次 ○鱉甲炙研末酒服方寸匕日二次 ○兎絲子酒浸煮爲末糊丸梧子大每三十丸空心酒下

四象 病名	太陽人	太陰人	少陰人	少陽人
挫閃痛		[67] 三黃散 [95] 瘀血腰痛 三黃石仁散	[99] 如神湯	[30] 乳香沒藥輕粉丸 用血蝎湯下

脇部

四象 病名	太陽人	太陰人	少陰人	少陽人
通治		[21] 清肺瀉肝湯 [1] 太陰調胃湯 [17] 清心蓮子湯	[15] 八物君子湯 [34] 十二味寬中湯 [136] 加味推氣飮	[9] 荊防地黃湯 [20] 涼膈散火湯 [40] 六味地黃湯
脇痛 有積塊脹 痛卒痛	葡萄根煎服	石雄黃白礬各一兩爲末 糊打作片貼之 ○大黃二兩入朴硝一兩 爲末糊打作片貼之	枳實爲末白湯下方寸匙 ○草果仁三錢橘皮二錢煎服	苽蔞仁五錢以白茯苓水 煎服

皮部

四象 病名	太陰人	少陰人	少陽人
癮疹	[21] 清肺瀉肝湯 [9] 調胃續命湯	[24] 祛風散 [10] 芎歸香蘇散 [134] 小建中湯	[20] 涼膈散火湯 [9] 荊防地黃湯
痒及麻木	[1] 太陰調胃湯 [14] 調胃升清湯 [9] 調胃續命湯	[17] 十全大補湯 [15] 八物君子湯 [94] 唐橘湯	[8] 獨活地黃湯 [9] 荊防地黃湯 [17] 十二味地黃湯

毛部

四象 病名	太陽人	太陰人	少陰人	少陽人
鬚髮 髮落不止 頭髮不生	松節煎服 ○鯽漁煎湯水沐頭	牛角同羊角燒末用猪脂和塗 ○桑白皮煎水洗沐 ○桑葉同麻葉煎水沐髮七次 ○黑桑椹取汁沐髮三七日髮 長如麻	香付子二斤當歸一 斤爲膏食後服	生地黃一兩水煎食 後服

手部

病名＼四象	太陽人	太陰人	少陰人	少陽人
臂痛 痰疼風痺	松節五加皮 各二兩煎服	[1] 太陰調胃湯 [20] 熱多寒少湯 桑木枝爲膏每方寸匕食 後服	[9] 川芎桂枝湯 [34] 十二味寬中湯 [133] 加減平胃散 南星二錢煎水和酒三匙服 以食後	[3] 導赤降氣湯 羌活牛蒡子各三兩爲末 每三錢白湯下食後
手病 指腫不仁 十指俱痛	松節煎服	萆麻子搗裏指 ○烏梅肉搗封之	漿水入鹽煮熱漬之 ○黃蠟和松脂籠指 ○附子同木香等分入生薑 五片煎服附香各二錢 當歸 三兩酒浸細切煎服	白茯苓黃栢各三錢煎服

足部

病名＼四象	太陽人	太陰人	少陰人	少陽人
通治		[1] 虛 太陰調胃湯 [21] 熱 清肺瀉肝湯	[15] 八物君子湯 [9] 川芎桂枝湯	[20] 火 涼膈散火湯 [3] 濕 導赤降氣湯 [1] 風 荊防敗毒散 [8] 虛兼風濕 獨活地黃湯 [9] 鶴膝風 荊防地黃湯
足趾 紅腫冷 痺爛瘡	松葉細切每三匙 白湯空心下日三	威靈仙一斤酒浸七日爲 末糊丸梧子大每二十丸 酒下	葱莖葉煮湯漬之日五 次	苦蔘酒煮漬之
脚氣 風濕瘡	松葉細切每三匙 白湯下空心日三 ○木果切片盛囊 踏之	白芷爲末糊和塗之 ○萆麻子七粒去殼研同 蘇合香作片貼于足心 ○威靈仙酒浸爲末作丸 梧子大每四十丸空心白 湯下 ○牽牛子爲末糊丸小豆 大每七丸空心白湯下以 利小便爲度	烏藥酒浸一宿爲末每 方寸匕空心白湯下 ○白芍藥六兩甘草一 兩爲末每五錢白湯下 ○紫蘇子良薑等分蜜 丸梧子大每十丸空心 酒下	忍冬藤二斤生地黃二斤每 二兩煎服空心 ○馬齒莧搗傅瘡處

前陰部

病名 ＼ 四象	太陽人	太陰人	少陰人	少陽人
疝症 氣疝奔豚 積與血疝	蕎麥浸酒晒乾 爲末作丸每空 心鹽湯下五十 介一二月去根	[5] 虛 升芷調胃湯 [20] 熱 熱多寒少湯 沙蔘爲末每方寸匙酒 調服	[6] 補中益氣湯 [59] 寒甚 理中湯 [33] 赤白何烏寬中湯 [134] 小建中湯 香附子末二錢海藻一錢酒 煎服 ○吳茱萸一斤作四分一酒浸 一醋浸一湯水浸一童便浸 一宿焙乾爲末酒糊丸梧子 大每服五十介空心鹽水下	[17] 十二味地黃湯 [9] 荊防地黃湯 甘遂小茴香等分爲末每 二錢酒服
囊腫		[1] 虛 太陰調胃湯 [20] 熱 熱多寒少湯	[6] 補中益氣湯 [59] 寒甚 理中湯	[17] 十二味地黃湯 [9] 荊防地黃湯
脫陰		[2] 花惜調胃湯 　　加龍骨 阿膠 鹿角膠 　　去民魚	[12] 秘傳香蘇散 [7] 九味花惜湯	[41] 花惜地黃湯 [87] 玉莖冷痹 兩儀煎
陰腫陰痒		[20] 熱多寒少湯 [5] 升芷調胃湯	[6] 補中益氣湯 [59] 理中湯	[17] 十二味地黃湯 [9] 荊防地黃湯

後陰部

病名 ＼ 四象	太陽人	太陰人	少陰人	少陽人
痔漏 五痔腫痛 痔虫作痒	木果爲末取 鱓魚身上涎 和塗之	[1] 太陰調胃湯 [97] 脫肛 加味調胃湯 蛇床子煎湯熏洗 ○麝香當門子和鹽塗之三 次 ○穿山甲尾尖處燒存性一 兩同麝香五分和調每一錢 茶湯下 ○熊膽塗之神效	[6] 補中益氣湯 [17] 十全大補湯 　　去白朮 加蒼朮 枳殼煨熱傳之 ○胡麻子煎湯洗之	[1] 荊防敗毒散 [40] 六味地黃湯 [5] 熱毒 黃連瀉白散 胡黃連爲末鵝膽汁調塗之 ○蟾蜍一箇燒存性爲末入 猪廣腸煮切食之三四次 ○赤足蜈蚣爲末入片腦少 許唾調傳之 ○水銀大棗膏各二兩同研 綿裹納下部明日蟲出下
脫肛	木賊燒存性 摻之按入卽 止	鹿角霜一兩爲末每一錢白 湯下日三回 ○桑葉二升水煎用帶溫罨 納之 ○荷葉貼水焙研酒服三錢 ○莨菪子炒研傳之 ○皂莢末傳之	巴豆殼燒存性和眞油溥之 ○香附子末每服一匙又水 煎頻頻洗之 ○梁上塵同鼠屎燒煙於桶 內坐上熏之 ○黃芪四兩防風一錢煎服 日再	川黃連末和水塗之 ○苦蔘五倍子東壁土等分 煎湯洗之

癰疽部

病名 \ 四象	太陰人	少陰人	少陽人
初發	[11] 葛根解肌湯 [20] 熱多寒少湯	[9] 川芎桂枝湯 [10] 芎歸香蘇散 [145] 降癰活命飲 [151] 加味寬中湯②	[45] 消毒飲 [1] 荊防敗毒散
潰後	[21] 清肺瀉肝湯 [28] 實熱 葛根承氣湯 　　　神異膏 萬應膏 　　　雲母膏 無憂膏 　　　揷藥 神聖餅 上并通中下	[17] 十全大補湯 [6] 補中益氣湯 [85] 人蔘散 [86] 如意針 [100] 巴豆膏 [87] 如意刀 　　少陰人 當歸 黃芪 爲君 　　用之	[5] 黃連瀉白散 [19] 陽毒白虎湯 [48] 豚卵散 [78] 毒腫 白虎湯膏 [82] 腫瘡 木通地黃湯

諸瘡部

病名 \ 四象	太陰人	少陰人	少陽人
通治	[1] 太陰調胃湯 [21] 清肺瀉肝湯 　　諸瘡并 同癰疽門潰 　　後條及貼藥條同 中下	[4] 人蔘官桂附子湯 [17] 十全大補湯 [85] 人蔘散	[9] 荊防地黃湯 [21] 忍冬藤地骨皮湯

婦人部

病名 \ 四象	太陰人	少陰人	少陽人
不調	[1] 寒 太陰調胃湯 [20] 熱 熱多寒少湯 　　隨症加減可也	[15] 八物君子湯 　　隨症加減可也	[40] 六味地黃湯 [84] 加味地黃湯 　　隨症加減可也
惡阻	[34] 補肺元湯 [7] 經驗調胃湯	[38] 薑朮寬中湯	[4] 荊防瀉白散

病名 \ 四象	太陰人	少陰人	少陽人
胎漏	[69] 寒 保胎飮 [70] 熱 文武保胎飮	[101] 加味八物湯	[61] 保胎地黃湯
胎動	[7] 經驗調胃湯 加黃芩 [62] 千金文武湯 [34] 補肺元湯 [18] 經驗淸心湯	[6] 補中益氣湯	[9] 荊防地黃湯 [20] 火 涼膈散火湯
半産	[69] 寒 保胎飮 [70] 熱 文武保胎飮	[101] 加味八物湯	[61] 保胎地黃湯
催産	[64] 二門五味湯	[13] 藿香正氣散 [15] 素虛 八物君子湯	[50] 催生飮 [40] 六味地黃湯
胞衣不下	[64] 二門五味湯 [21] 淸肺瀉肝湯	[13] 藿香正氣散	[22] 熟地黃苦蔘湯
下死胎	[6] 承氣調胃湯 [28] 葛根承氣湯	[15] 八物君子湯 [44] 巴豆丹	[22] 熟地黃苦蔘湯 [27] 甘遂天一丸
子煩	[34] 補肺元湯	[15] 八物君子湯	[40] 六味地黃湯
子懸	[34] 補肺元湯	[15] 八物君子湯	[40] 六味地黃湯
産後虛勞	[1] 太陰調胃湯	[15] 八物君子湯 [17] 十全大補湯	[40] 六味地黃湯
産後腹痛	[1] 太陰調胃湯 [21] 淸肺瀉肝湯 　　并加蓮肉 浦黃	[15] 八物君子湯 　　加當歸尾 香附子	[13] 牧丹皮地黃湯 　　加苦蔘 生地黃

[참고]

子癎=神門의 癲癇條를 詳見할 것.　　　　子腫=浮腫門을 詳見할 것.

子淋=小便門의 五淋條를 詳見할 것.　　　子嗽=咳嗽門을 詳見할 것.

子痢=大便門의 痢疾條를 詳見할 것.　　　子瘧=瘧疾門을 詳見할 것.

子瘖=中風門의 暴瘖條를 詳見할 것.　　　傷寒=傷寒門의 六經을 詳見할 것.

註 以上該當 部門을 詳見하되 姙娠 禁忌藥은 去하고 隨症 加減하여서 處方함이 可함.

産後血眩=血門의 失血眩暈條를 詳見할 것.　　産後血崩=血門의 尿血條를 詳見할 것.

産後衄血=血門의 衄血條를 詳見할 것.　　　　産後咳嗽=咳嗽門을 詳見할 것.

産後不語=風門의 暴瘖條를 詳見할 것.　　　　産後泄瀉=大便門을 詳見할 것.

産後浮腫=浮腫門을 詳見할 것.　　　　　　　産後便閉=大便門의 便閉條을 詳見할 것.

産後鬱冒=虛勞門을 詳見할 것.

註 産後病은 虛한 例가 많으니 根本을 補虛 爲主로 하고 隨症 加減이 可함.

小兒部

病名＼四象	太陰人	少陰人	少陽人
客忤中惡	[51] 牛黃淸心元 [48] 石菖蒲遠志散	[67] 蘇合香元 [38] 薑朮寬中湯	[47] 靈砂散 [26] 朱砂益元散
夜啼	[48] 石菖蒲遠志散	[67] 蘇合香元 [38] 薑朮寬中湯	[3] 導赤降氣湯
慢驚	[34] 補肺元湯 發後 同風門 救急條	[46] 人蔘陳皮湯 [47] 人蔘桂皮湯 [112] 獨蔘良朋湯	[9] 荊防地黃湯 [8] 獨活地黃湯 [47] 靈砂散
癲癎	同神門	同神門	同神門
疳疾	[20] 熱多寒少湯	[15] 八物君子湯	[44] 李氏肥兒丸 [75] 淸涼散火湯
盤腸痛	[48] 石菖蒲遠志散	[20] 香附子八物湯	[4] 荊防瀉白散
龜胸	[20] 熱多寒少湯	[15] 八物君子湯	[1] 荊防敗毒散
龜背	[1] 太陰調胃湯	[13] 藿香正氣散	[1] 荊防敗毒散
解顱	[10] 腎氣調胃湯	[15] 八物君子湯 倍加白朮	[40] 六味地黃湯 [1] 荊防敗毒散
顖塡	[1] 太陰調胃湯	[10] 芎歸香蘇散 [15] 八物君子湯	[4] 荊防瀉白散
顖陷	[1] 太陰調胃湯 [102] 葛茸大補湯	[6] 補中益氣湯 [17] 十全大補湯 [5] 升陽益氣湯	[9] 荊防地黃湯 [38] 李氏涼膈散 [44] 李氏肥兒丸
五硬	[9] 寒 調胃續命湯 [21] 熱 淸肺瀉肝湯	[9] 川芎桂枝湯 [20] 香附子八物湯	[1] 荊防敗毒散 [20] 涼膈散火湯
齒不生	[10] 腎氣調胃湯	[17] 十全大補湯	[9] 荊防地黃湯
丹毒	同皮門	同皮門	同皮門
諸瘡	同癰疽門	同癰疽門	同癰疽門
痘瘡	虛則補之 實則瀉之 冷則溫之 熱則寒之 而已 不可妄服 解毒及 疏表藥 以致元氣 衰耗 反作凶 危也 通四象		

[참고]

初熱 收靨 驚搐 嘔吐 泄瀉 煩渴 寒戰 咬牙 痘後瘡 孕痘 痲疹 孕疹

上諸症 並依六經病症中 仔細分治 通四象

諸熱＝大人의 火門의 熱條와 같다.

感冒＝大人의 傷寒門과 같다.

泄痢＝大人의 大便門과 같다.

腹脹＝大人의 脹滿條와 같다.

吐瀉＝大人의 暑門의 吐瀉條와 같다.

痰喘＝大人의 咳嗽門의 喘條와 같다.

腹痛＝大人의 腹痛條와 같다.

諸傷部

病名 四象	太陰人	少陰人	少陽人
瘀血	[92] 加味寒少湯	紫丹香 蘇木 當歸尾爲君	生地黃汁 多服 神效

東醫四象要訣劑方

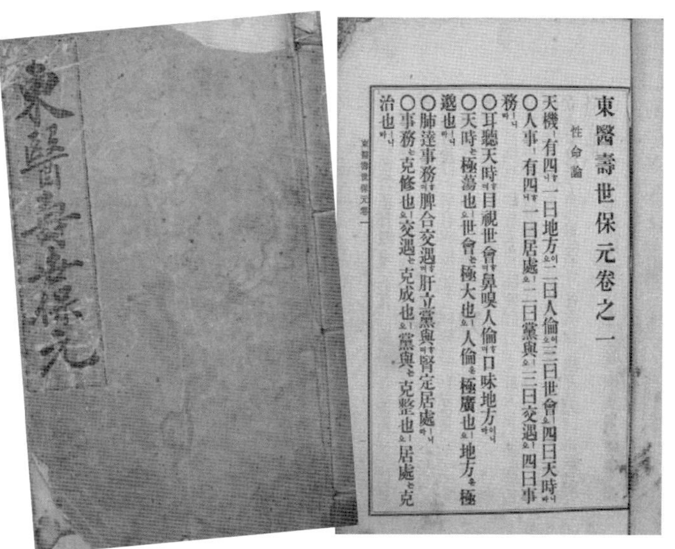

東醫壽世保元卷之一
性命論
天機有四니一曰地方이오二曰人倫이오三曰世會오四曰天時니
人事有四니一曰居處오二曰黨與오三曰交遇오四曰事務니
耳聽天時하고目視世會하고鼻嗅人倫하고口味地方하나니
天時는極蕩也오世會는極大也오人倫은極廣也오地方은極邈也니
肺達事務하고脾合交遇하고肝立黨與하고腎定居處하나니
事務는克修也오交遇는克成也오黨與는克整也오居處는克治也니

일러두기

- 각 체질별 처방은 일련번호에 따라 배열되어 있으며 이 번호는 임의로 붙인 것이다.
- 여기에 실린 처방 중에는 제II부에서 언급되지 않은 것도 많이 있으므로 참조하기 바란다.
- 각 처방의 배열은 임의로 되어 있으나 가능하면 같은 계열의 처방을 함께 묶었으니 찾는 처방의 앞 뒤에 나와 있는 처방도 참조하여 사용하기 바란다.

第1章

太陰人要方

[1] 太陰調胃湯

出典　『東醫壽世保元』

主治　黃疸 傷寒時氣頭痛 身痛 無汗 食滯痞滿 腿脚無力

構成　薏苡仁 乾栗 各三錢

　　　　萊菔子 二錢

　　　　五味子 麥門冬 石菖蒲 桔梗 麻黃 各一錢

著者經驗方　痰＝加續斷 五錢 或 一兩, 遺尿＝加海松子 五錢, 山藥 三錢, 龍骨 二錢

[2] 花惜調胃湯

出典　『四象新編』

主治　脫陰

構成　薏苡仁 乾栗 各三錢

　　　　萊菔子 二錢

　　　　麥門冬 五味子 石菖蒲 桔梗 麻黃 各一錢

　　　　民魚膠 或脯

[3] 麻黃調胃湯

出典 『四象新編』

主治 咳嗽

構成 薏苡仁 乾栗 各三錢

　　　萊菔子 二錢

　　　麥門冬 五味子 石菖蒲 桔梗 各一錢

　　　麻黃 二, 三錢

註 : 著者 經驗으로는 心臟이 衰弱한 사람에게는 麻黃 使用에 주의해야 할 것으로 思料된다.

[4] 固氣調胃湯

出典 『四象新編』

主治 泄瀉

構成 薏苡仁 乾栗 各三錢

　　　萊菔子 二錢

　　　麥門冬 五味子 石菖蒲 桔梗 麻黃 各一錢

　　　樗根白皮 二錢

[5] 升芷調胃湯

出典 『四象新編』

主治 無汗

構成 薏苡仁 乾栗 各三錢

　　　萊菔子 二錢

　　　麥門冬 五味子 石菖蒲 桔梗 麻黃 升麻 白芷 各一錢

[6] 承氣調胃湯

出典　『四象新編』

主治　大便不通 熱多譫語

構成　葛根 五錢

　　　大黃 三錢

　　　藁本 萊菔子 各二錢

　　　麥門冬 五味子 石菖蒲 桔梗 麻黃 各一錢

註 : 酒傷 去大黃

[7] 經驗調胃湯

出典　『四象新編』

主治　孕婦 肺腎虛

構成　乾栗 三錢

　　　海松子 二錢

　　　麥門冬 五味子 石菖蒲 桔梗 麻黃 各一錢

著者經驗方　或加竹茹 阿膠珠 蓮子肉 黃精 鹿茸 元肉 等 隨症加減用之尤妙

[8] 升芩調胃湯

出典　『四象新編』

主治　無汗 寒熱

構成　薏苡仁 乾栗 各三錢

　　　萊菔子 二錢

　　　麥門冬 五味子 石菖蒲 桔梗 麻黃 升麻 黃芩 各一錢

[9] 調胃續命湯

出典　『四象新編』

主治　風症

構成　薏苡仁 乾栗 各三錢

　　　萊菔子 二錢

　　　麥門冬 藁本 石菖蒲 桔梗 麻黃 各一錢

著者經驗方　桑枝 續斷 各五錢, 威靈仙 等 隨症加減用之

[10] 腎氣調胃湯

出典　『四象新編』

主治　腎陽虛損

構成　薏苡仁 乾栗 各三錢

　　　萊菔子 二錢

　　　麥門冬 五味子 石菖蒲 桔梗 麻黃 各一錢

　　　海松子 二錢

著者經驗方　海松子 多量加入 尤妙, 黃精 鹿茸 續斷 等 隨症加減用之

[11] 葛根解肌湯

出典　『四象新編』

主治　陽毒 面赤斑 斑如綿紋 咽喉痛 唾膿血. 微惡寒 發熱 目疼 鼻乾 潮汗 閉澁 消渴

　　　狂譫 身熱 腹痛 自利 長感 瘟疫 寒厥五日無汗者服

構成　葛根 三錢

　　　升麻 二錢

　　　黃芩 杏仁 各一錢 五分

　　　酸棗仁炒 桔梗 大黃 白芷 各一錢

[12] 葛根解肌湯

出典 『東醫壽世保元』

主治 [11]과 同

構成 葛根 三錢

　　　黃芩 藁本 各一錢 五分

　　　桔梗 升麻 白芷 各一錢

[13] 加減解肌湯

出典 著者創方

主治 面腫

構成 蒲公英 五錢

　　　葛根 三錢

　　　升麻 二錢

　　　黃芩 杏仁 各一錢 五分

　　　麥門冬 桔梗 白芷 酸棗仁 桑白皮 大黃 藁本 各一錢

[14] 調胃升淸湯

出典 『東醫壽世保元』

主治 食後痞滿 腿脚無力 中消喜飢者

構成 薏苡仁 乾栗 各三錢

　　　萊菔子 一錢 五分

　　　麻黃 桔梗 麥門冬 五味子 石菖蒲 遠志 天門冬

　　　酸棗仁 龍眼肉 各一錢

著者經驗方 血小板減少症 紫斑病 及名種貧血症＝加側柏葉 五錢, 蒲黃 炒黑 一錢

　　　蛋白尿＝加山藥 三錢 黃精 五錢

心臟衰弱者는 麻黃을 減量(三分~五分)하여 服用할 것이며 이 處方은 用途가 多樣하므로 [18] 經驗淸心湯條를 詳見하여 참조할 것이며 隨症加減해야 한다. 위의 方劑構成中 遠志는 五分을 쓰는 것이 보다 바람직하다.

[15] 經驗升淸湯

出典　『四象新編』

主治　食後痞滿 腿脚無力 中消喜飢者 孕婦用

構成　乾栗 三錢

　　　海松子 二錢

　　　麻黃 桔梗 麥門冬 五味子 遠志 石菖蒲 天門冬 酸棗仁 元肉 各一錢

[16] 杏仁升淸湯

出典　『四象新編』

主治　食後痞滿 腿脚無力 中消喜飢者 孕婦咳嗽

構成　乾栗 三錢

　　　麻黃 桔梗 麥門冬 五味子 遠志 石菖蒲 天門冬 酸棗仁 元肉 杏仁 各一錢

[17] 淸心蓮子湯

出典　『東醫壽世保元』

主治　虛勞 夢泄無度 腹痛泄瀉 舌捲 中風 食滯 胸腹痛

構成　蓮肉 山藥 各二錢

　　　天門冬 麥門冬 遠志 石菖蒲 酸棗仁 龍眼肉 栢子仁 黃芩 萊菔子 各一錢

　　　甘菊 三分

加減　補血하고자 할 때는 蓮子肉 五錢을 爲君하고 心臟疾患에는 石菖蒲

　　　와 酸棗仁을 增量하고 遠志는 五分으로 減量함이 可하다.

[18] 經驗淸心湯

出典　著者創方

主治　中風 高血壓 神經痛 消化不良 全身不遂 半身不遂 浮腫 頭痛 肢節痛 不眠 所
謂 神經性 疾患 等에 加減應用하면 有效하다.

構成　葛根 薏苡仁 山藥 各二錢

萊菔子 竹茹 各一錢 五分

麥門冬 桔梗 石菖蒲 酸棗仁 黃芩 藁本 升麻 白芷 元肉 各一錢

遠志 五分

加減　高血壓 中風＝加豨薟 九蒸九曝 五錢, 桑白皮 三錢, 唐皂角 一錢, 蠐螬 五個

肢節疼痛 半身不遂 神經痛＝加續斷, 桑枝爲君

頭痛＝加葛根, 山藥 各三, 五錢, 甘菊, 仙退(蟬蛻) 各五分

虛勞＝加鹿茸, 黃精, 玉竹, 魚膠珠 等

不眠＝加酸棗仁, 山藥 各五錢爲君. 或酸棗仁炒末 三錢 服

便秘＝加大黃. 或黃芩爲君則順通

大便滑者＝加乾栗, 樗根白皮, 五味子之類

小便不利＝加浮萍, 蠐螬, 榆皮

歷節風＝加桑枝, 續斷爲君, 蒲黃 一, 二錢

白血病＝加側栢葉爲君, 蒲黃炒黑 一, 二錢

氣鬱＝加貝母爲君, 竹茹 一, 二錢

腹痛＝加元肉爲君, 使君子 一錢

寒多者＝加薏苡仁, 乾栗爲君

浮腫＝加浮萍, 蠐螬, 榆皮, 桑白皮

咳嗽＝加桑白皮, 杏仁, 紫菀, 款冬花, 貝母, 白果

神經性疾患＝加天麻, 貝母

靜脉溜＝加蒲公英 五錢, 威靈仙 一, 二錢, 蒲黃 一錢

失音＝加海松子, 山藥爲君, 黃精

淋疾＝加沙蔘 一兩

眩暈＝加天麻, 貝母, 海松子, 黃精, 甘菊, 牛脾, 黑大豆

胸腹痛＝加元肉爲君, 竹茹 二, 三錢, 使君子 一錢

孕婦胎不安＝去薏苡仁, 萊菔子 加續斷, 阿膠珠, 五味子

帶下＝加龍骨, 蒲黃炒黑

注意　實者는 淸肺瀉肝湯 葛根大承氣湯을 加減用之하고 虛者는 調胃升淸湯, 太陰
調胃湯에 隨症加減하면 奇效함.

[19] 麻黃定痛湯

出典　『東醫壽世保元』

主治　胸腹痛

構成　薏苡仁 三錢

麻黃 萊菔子 各二錢

杏仁 石菖蒲 桔梗 麥門冬 五味子 使君子 龍眼肉 栢子仁 各一錢

乾栗 七個

[20] 熱多寒少湯

出典　『東醫壽世保元』

主治　虛勞及夢泄

構成　葛根 四錢

黃芩 藁本 各二錢

萊菔子 桔梗 升麻 白芷 各一錢

著者經驗方　痰＝加續斷爲君

夢泄＝加龍骨

[21] 淸肺瀉肝湯

出典　『四象新編』

主治　虛勞及夢泄 便秘者

構成　葛根 四錢

　　　黃芩 藁本 各二錢

　　　萊菔子 桔梗 升麻 白芷 大黃 各一錢

加減　歷節風＝加續斷, 蒲黃

　　　燥症＝加樺皮, 浮萍爲君, 山藥 三錢, 麥門冬, 桑白皮, 杏仁 各一錢

　　　口舌生瘡＝加山藥 三錢, 竹茹 一錢 五分, 麥門冬, 桑白皮, 杏仁 各一錢

　　　三叉神經痛＝加皂角, 蒲公英爲君

[22] 加減淸肝湯

出典　著者創方

主治　頭痛

構成　葛根 山藥 各三錢

　　　石菖蒲 藁本 各一錢 五分

　　　升麻 白芷 黃芩 桔梗 萊菔子 麥門冬 貝母 竹茹 甘菊 各一錢

　　　蟬蛻 五分 或白芷爲君尤妙

[23] 加減淸肺湯

出典　著者創方

主治　咳嗽 喘息 肺結核 等

構成　黃精 五錢

　　　葛根 薏苡仁 山藥 各三錢

　　　麥門冬 桔梗 各一錢 五分

桑白皮 杏仁 石菖蒲 萊菔子 酸棗仁炒 黃芩 藁本 升麻 白芷 貝母 阿膠珠 紫菀

款冬花 元肉 各一錢

五味子 五分 白果炒 七個

加減　喀血痰＝加側栢葉 五錢, 蒲黃炒黑 一錢

自汗 盜汗＝加麻黃根

痰＝加續斷

蓄膿症＝加白芷爲君, 蒼耳子, 蒲公英

[24] 定神瀉肝湯

出典　『四象新編』

主治　虛勞及夢泄

構成　葛根 四錢

黃芩 藁本 龍骨 各二錢

萊菔子 桔梗 升麻 白芷 各一錢(熱多寒少湯 加龍骨)

加減　嘔逆 嘔吐 煩慣熱症 面色黃赤 手指焦黑 掌背浮腫 手足無力症 加大黃

燥渴引飲 大便秘 小便多 如飲水一斗 小便亦一斗 加大黃 藁本

咽乾燥嗌與泄瀉亦用

[25] 寒多熱少湯

出典　『東醫壽世保元』

主治　寒厥四五日而無汗

構成　薏苡仁 三錢

萊菔子 二錢

麥門冬 桔梗 黃芩 杏仁 麻黃 各一錢

乾栗 七個

[26] 蠐螬敗毒散

出典　『四象新編』

主治　寒厥四五日而無汗 大便滑者

構成　薏苡仁 三錢

　　　萊菔子 二錢

　　　麥門冬 桔梗 黃芩 杏仁 麻黃 各一錢

　　　乾栗 七個

　　　蠐螬 五, 七, 九個

[27] 潤肺淸肝湯

出典　『四象新編』

主治　寒厥四五日而無汗 大便燥者

構成　葛根 三錢

　　　大黃 萊菔子 各二錢

　　　麥門冬 桔梗 黃芩 杏仁 麻黃 各一錢

[28] 葛根承氣湯

出典　『東醫壽世保元』

主治　瘟疫 增寒壯熱燥澁 頭面項頰赤痛 裡熱不欲食 譫語發狂熱生風 兩手厥冷 兩
　　　脚伸而不屈 大便不通

構成　葛根 四錢

　　　大黃 黃芩 各二錢

　　　桔梗 升麻 白芷 各一錢

[29] 葛根大承氣湯

出典　『四象新編』

主治　葛根承氣湯과 同

構成　葛根 黃芩 各四錢

　　　大黃 二錢

　　　桔梗 升麻 白芷 各一錢

[30] 葛根小承氣湯

出典　著者加減創方

主治　[28]과 同

構成　葛根 四錢

　　　黃芩 二錢

　　　大黃 桔梗 升麻 白芷 各一錢

[31] 萊葍子承氣湯

出典　『四象新編』

主治　[28]과 同

構成　葛根 四錢

　　　大黃 黃芩 萊葍子 各二錢

　　　桔梗 升麻 白芷 各一錢

[32] 調理肺元湯

出典　『東醫壽世保元』

主治　重病解後調理

構成　麥門冬 桔梗 薏苡仁 各二錢, 黃芩 麻黃 萊葍子 各一錢

[33] 麻黃發表湯

出典 『東醫壽世保元』

主治 太陽症 無汗而喘

構成 桔梗 三錢

麻黃 一錢 五分

麥門冬 黃芩 杏仁 各一錢

或加 升麻 一錢 白果 三個(『四象新編』)

[34] 補肺元湯

出典 『東醫壽世保元』

主治 小兒泄瀉十餘次 必發慢驚以預防

構成 麥門冬 三錢

桔梗 二錢

五味子 一錢

加山藥 薏苡仁 萊菔子 各一錢 則尤妙

[35] 山藥補肺元湯

出典 『四象新編』

主治 衄血

構成 麥門冬 三錢

桔梗 二錢

山藥 薏苡仁 萊菔子 五味子 各一錢

著者經驗方 吐衄血＝加側栢葉 五錢, 蒲黃炒黑 一錢

虛勞＝加黃精, 鹿茸, 蓮子肉之類

[36] 加減補肺湯

出典　著者創方

主治　紫斑症 衄血

構成　鹿茸 二, 三錢(或 鹿角 一, 二兩)

　　　麥門冬 三錢

　　　蓮子肉 山藥 薏苡仁 桔梗 各二錢

　　　阿膠珠 蒲黃炒黑 五味子 各一錢

[37] 拱辰黑元丹

出典　『東醫壽世保元』

主治　虛弱人 裡症多者宜用

構成　鹿茸 四, 五, 六兩

　　　山藥 天門冬 各四兩

　　　蠐螬 一, 二兩

　　　麝香 五錢

用法　煮烏梅肉爲膏和丸 梧子大 每五, 七十丸溫湯下 或燒酒下

[38] 鹿茸大補湯

出典　『東醫壽世保元』

主治　虛弱人 表寒症 寒症多者宜用

構成　鹿茸 二, 三, 四錢

　　　麥門冬 薏苡仁 各一錢 五分

　　　山藥 天門冬 五味子 杏仁 麻黃 各一錢

[39] 皂角大黃湯

出典　『東醫壽世保元』

主治　增寒壯熱 燥澁 頭面項頰赤腫者

構成　升麻 葛根 各三錢

　　　大黃 皂角 各一錢

注意　用之者 不可過三, 四貼 升麻 三錢 大黃 皂角 同局藥力峻猛故也

[40] 葛根浮萍湯

出典　『東醫壽世保元』

主治　浮腫 裡症 熱多者宜用

構成　葛根 三錢

　　　萊菔子 黃芩 各二錢

　　　浮萍 大黃 各一錢

　　　蟾蠩 十個

[41] 藁本浮萍湯

出典　『四象新編』

主治　[40]과 同

構成　葛根 三錢

　　　黃芩 藁本 萊菔子 各二錢

　　　浮萍 大黃 各一錢

　　　蟾蠩 十個

[42] 葛茸浮萍湯

出典　『四象新編』

主治　[40]과 同

構成　葛根 三錢

　　　萊菔子 黃芩 葛茸 各二錢 (或 葛茸代鹿茸 一錢)

　　　浮萍 大黃 各一錢

[43] 乾栗蠐螬湯

出典　『東醫壽世保元』

主治　浮腫表症寒多者宣用

構成　乾栗 百個

　　　蠐螬 十個

用法　湯服 或炙食

　　　黃栗 蠐螬 十個 作末 別用黃栗湯調下

[44] 乾栗樗根皮湯

出典　『東醫壽世保元』

主治　痢疾

構成　乾栗 一兩

　　　樗根皮 三, 四, 五錢

用法　或湯服 或作丸服而丸服者 或單用

[45] 苽蒂散

出典　『東醫壽世保元』

主治　卒中風 臆膈格格 有窒聲及目瞪者

構成　苽蒂炒黃爲末

用法　每三, 五分 溫水調下 或乾苽蒂 一錢 急煎湯用

注意　이 藥은 此病此證에는 可用하나 他病他證에는 不可用하다. 胸腹痛 寒咳嗽
喘息에는 더욱 忌用해야 한다. 또한 食滯에도 不可하며 他藥을 服用해야
한다. 面色이 靑白하면서 素有寒證表虛者가 卒中風이 되었으면 마땅히 熊
膽散 牛黃淸心元 石菖蒲遠志散을 써야 하며 苽蔕散을 써서는 안 된다.

[46] 熊膽散

出典　『東醫壽世保元』

主治　寒厥六, 七日而無汗 卒中風眼合 手足拘攣者

構成　熊膽 三, 五分

用法　溫水調下

[47] 麝香散

出典　『東醫壽世保元』

主治　中毒 吐瀉 急腹痛

構成　麝香 三, 五分

用法　細末 溫水 或溫酒下

[48] 石菖蒲遠志散

出典　『東醫壽世保元』

主治　卒驚風 牙關緊急 卒中風眼合 手足拘攣者

構成　遠志 石菖蒲 各一錢

　　　猪牙皂角 三分

用法　細末 每一錢 溫水調下 或遠志 石菖蒲 細末 溫水調下 皂角吹鼻

[49] 三神散

出典　『四象新編』

主治　[48]과 同

構成　遠志 石菖蒲 龍骨 各等分

用法　細末 每一錢 溫水下

[50] 麥門冬遠志散

出典　『東醫壽世保元』

主治　耳目聰明

構成　麥門冬 三錢

　　　遠志 石菖蒲 各一錢

　　　五味子 五分

[51] 牛黃淸心元

出典　『東醫壽世保元』

主治　卒中風 不省人事 痰涎壅塞 精神昏憒 言語蹇澀 手足不遂 中風眼合 等症

構成　山藥 七錢

　　　蒲黃炒 二錢 五分

　　　犀角 二錢

　　　大豆黃卷炒 一錢 七分

　　　麥門冬去心 黃芩 各一錢 五分

　　　杏仁去皮尖 桔梗 各一錢 三分

　　　牛黃 一錢 二分

　　　羚羊角 龍腦 麝香 各一錢

　　　白蘞 七分

金箔 七十枚中二十枚爲衣

烏梅 二十個

用法　上藥極細末 烏梅肉蒸取肉爲膏 和均兩作二十丸 金箔爲衣 每取一丸 溫水調下

[52] 遠志石菖蒲散

出典　『四象新編』

主治　令人耳目聰明

構成　遠志 石菖蒲 各等分

用法　極細末 每一錢 一日三回 溫水調下

[53] 黑奴丸

出典　『東醫壽世保元』

主治　陽毒及壞症 傷寒 精魂己渴 心下尙煖 幹開其口灌藥下咽卽活

構成　麻黃 大黃 各二兩

黃芩 釜底煤 芒硝 竈突墨 樑上塵 小麥奴 各一兩

用法　或上藥細末蜜丸彈子大 每一丸 新汲水 和下 須臾振寒汗出而解

[54] 生脉散

出典　『四象新編』

主治　夏月代熟水飮之 令人氣湧

構成　麥門冬 二錢

五味子 一錢

[55] 二聖救苦丸

出典　『東醫壽世保元』

主治　五行溫疫

構成　大黃 四兩

　　　牙皂 二兩

用法　上藥爲末 糊丸 菉豆大 每服五, 七十丸

[56] 退黃飮

出典　『四象新編』

主治　黃疸

構成　牛肉

用法　不拘多少 作羹食之 或作膾服之可

[57] 立效散

出典　『四象新編』

主治　眼病

構成　升麻 葛根 白芷 石菖蒲 各等分

用法　水煎而洗之

[58] 如神炷

出典　『四象新編』

主治　風齒 虫齒痛 頭痛

構成　大黃 藁本 升麻 皂角 麻黃 各一錢

用法　上爲末 捲作紙炷七條 薰鼻 自鼻中黃水出

著者經驗方　或加葛根 龍腦

[59] 歸腎一擦光

出典　『四象新編』

主治　腎虛齒痛

構成　海松子

用法　不拘多少 去殼 以痛齒咬付 或蒸下

[60] 滾痰湯

出典　『四象新編』

主治　中風不語 氣痰

構成　萊菔子 一兩

用法　生搗取汁服

[61] 袪風解語散

出典　『四象新編』

主治　中風不語

構成　升麻 白芷 麻黃 藁本 甘菊 各等分

用法　煎水置床下 薰鼻 良久能言

[62] 千金文武湯

出典　『四象新編』

主治　孕婦燥熱 飮一溲二症

構成　葛根 山藥 黃芩 藁本 各二錢

　　　麥門冬 五味子 桔梗 升麻 白芷 各一錢

[63] 萬金文武湯

出典　『四象新編』

主治　肺消

構成　葛根 四錢

　　　海松子 黃芩 藁本 各二錢

　　　天門冬 麥門冬 五味子 桔梗 升麻 白芷 大黃 萊菔子 各一錢

[64] 二門五味湯

出典　『四象新編』

主治　難産及便閉

構成　麥門冬 三錢

　　　天門冬 二錢

　　　五味子 一錢

加減　或加葛根, 大黃, 萊菔子, 升麻, 通治二便閉

　　　誤呑虫骨鐵等物＝加大黃, 升麻

[65] 明目散

出典　『四象新編』

主治　眼疾

構成　硼砂製

用法　細末和乳入眼

[66] 補肺通乳湯

出典　『四象新編』

主治　乳道不足

構成　牛乳房 全部

　　　麻黃 桔梗 各一兩

　　　升麻 四錢

用法　牛乳房 이외에 牛囊 또는 四足도 無妨하다.

　　　先濃煎牛乳房 取水入三味藥 更煎任意服

[67] 三黃散

出典　『四象新編』

主治　挫閃腰痛

構成　麻黃 黃芩 蒲黃 石菖蒲 杏仁 各等分

用法　爲末 每二錢 溫酒調服

[68] 大黃散

出典　『四象新編』

主治　諸瘡

構成　大黃 黃芩 杏仁 升麻 皂角 白薟 白芷 各等分

用法　爲末酒調服

[69] 保胎飮

出典　『四象新編』

主治　胎漏 下血 寒多者

構成　乾栗 三錢

海松子 二錢

五味子 麥門冬 石菖蒲 桔梗 麻黃 阿膠 鹿角膠 各一錢 五分

酸棗仁 升麻 各一錢

[70] 文武保胎飮

出典　『四象新編』

主治　胎漏 下血 熱多者

構成　葛根 四錢

山藥 黃芩 藁本 各二錢

麥門冬 天門冬 五味子 桔梗 升麻 白芷 阿膠 酸棗仁 鹿角霜 各一錢 五分

[71] 李氏承氣湯

出典　『四象新編』

主治　結胸

構成　大黃 四錢

黃芩 二錢

桔梗 升麻 白芷 各一錢

[72] 麻黃金水湯

出典　『四象新編』

主治　傷寒頭痛 喘促

構成　麻黃 三錢

款冬花 麥門冬 各二錢

杏仁 升麻 桔梗 葛根 黃芩 五味子 各一錢

白果炒 十個

[73] 解肌大安湯

出典　『四象新編』

主治　浮腫

構成　葛根 四錢

　　　黃芩 萊菔子 藁本 桔梗 升麻 白芷 各一錢

　　　蠐螬 十個

[74] 加減大安湯

出典　著者創方

主治　浮腫

構成　浮萍 三錢

　　　葛根 山藥 各二錢

　　　黃芩 萊菔子 各一錢 五分

　　　麥門冬 桑白皮 杏仁 升麻 白芷 藁本 桔梗 榆皮 各一錢

　　　蠐螬 五, 七個

加減　便秘＝加大黃

[75] 升麻開腦湯

出典　『四象新編』

主治　寒厥四五日而不汗出

構成　升麻 三錢

　　　天門冬 麥門冬 五味子 酸棗仁 桔梗 黃芩 麻黃 杏仁 葛根 款冬花 白芷 大黃

　　　各一錢

[76] 天門冬潤肺湯

出典　『四象新編』

主治　目痛 鼻乾 增寒壯熱 頭痛 腰痛 燥澁者

構成　天門冬 三錢

　　　黃芩 二錢

　　　麥門冬 酸棗仁 升麻 葛根 桔梗 五味子 大黃 各一錢

[77] 鹿茸大造湯

出典　『四象新編』

主治　氣虛補元

構成　鹿茸 天門冬 麥門冬 各二錢

　　　升麻 葛根 杏仁 酸棗仁 黃芩 五味子 各一錢

[78] 桔梗生脉散

出典　『四象新編』

主治　寒厥 四五日而不汗出 表裡俱病

構成　麥門冬 三錢, 山藥 桔梗 黃芩 黃栗 五味子 各一錢

　　　白果炒 三個

[79] 淸心山藥湯

出典　『四象新編』

主治　虛勞 夢泄 無腹痛 泄瀉 舌捲不語中風

構成　山藥 三錢, 遠志 二錢

　　　天門冬 麥門冬 蓮子肉 栢子仁 酸棗仁 龍眼肉 桔梗 黃芩 石菖蒲 各一錢

　　　甘菊 五分

[80] 皂角三黃湯

出典　『四象新編』

主治　微寒發熱 目痛 鼻乾 煩渴 譫語 陽毒面赤 眼紅 咽痛 唾血諸症

構成　大黃 四錢

　　　黃芩 麻黃 升麻 桔梗 牙皂 各一錢

[81] 浮萍大黃湯

出典　『四象新編』

主治　傷寒表裡症 大便不通急者

構成　大黃 四錢

　　　黃芩 浮萍 各二錢

[82] 桔梗樗根皮湯

出典　『四象新編』

主治　下痢膿血

構成　樗根白皮 五錢

　　　桔梗 二錢

用法　爲末作丸服亦可

[83] 黃栗固氣湯

出典　『四象新編』

主治　食滯痞滿 腿脚無力

構成　黃栗 百個

　　　桔梗 三錢

　　　五味子 樗根白皮 各一錢

[84] 黃栗五味子膏

出典　『四象新編』

主治　腹脹 浮腫

構成　黃栗 百個

　　　五味子 三十粒

用法　一次盡服 再服加倍 三又加倍

[85] 牛黃山藥元

出典　『四象新編』

主治　中風不語

構成　山藥 遠志 各二錢

　　　牛黃 二分

用法　爲末 分作四丸 溫水下

[86] 麥門冬湯

出典　『四象新編』

主治　傷寒 半表裡及表熱泄瀉

構成　麥門冬 三錢

　　　葛根 桔梗 薏苡仁 各二錢, 黃芩 萊菔子 五味子 各一錢

[87] 杏仁麥門冬湯

出典　『四象新編』

主治　眼病 耳聾症

構成　杏仁 麥門冬 各三錢

　　　麻黃 桔梗 龍眼肉 遠志 石菖蒲 天門冬 黃芩 萊菔子 五味子 各一錢

[88] 四時丹

出典　『四象新編』

主治　四時瘟疫 表裡陰陽 虛實寒熱 凡食滯 胸腹痺痛 肺痿 淋癃 黃疸 疳疾 赤白濁

　　　夢遺 積聚 驚癇 吐瀉 霍亂 皆可用

構成　大黃 三兩 二錢

　　　皂角 萊菔子 杏仁 石菖蒲 使君子 五味子 犀角 款冬花 白薇 白芷 天門冬 麥門冬

　　　桔梗 麻黃 升麻 黃芩 藁本 蒲黃 黃栗 浮萍 蠐螬 龍腦 山藥 各四錢

用法　極細末 煮烏梅取肉和丸 每兩作十丸 或梧子大 每三十六個溫湯下 姙婦忌用

[89] 薏苡仁調胃湯

出典　『四象新編』

主治　大泄無度

構成　薏苡仁 一兩

　　　乾栗 萊菔子 各二錢

　　　麥門冬 五味子 石菖蒲 桔梗 麻黃 各一錢

[90] 大黃樗根皮湯

出典　『四象新編』

主治　痢疾

構成　大黃 一兩 或二兩

　　　樗根白皮 七錢

[91] 加味淸心湯

出典　『四象新編』

主治　衄血 吐血 下血 怔忡 皆有效

又治婦人月經時 全身疼 又有帶下症 加大黃 二錢

構成 薏苡仁 五錢

蓮肉 山藥 各二錢

天門冬 麥門冬 遠志 石菖蒲 酸棗仁 龍眼肉 栢子仁 黃芩 萊菔子 各一錢
甘菊 五分

[92] 加味寒少湯

出典 『四象新編』

主治 瘀血

構成 續斷 一兩

葛根 四錢

黃芩 藁本 各二錢

萊菔子 桔梗 升麻 白芷 各一錢

[93] 桔梗湯①

出典 『四象新編』

主治 咽喉痛

構成 桔梗 五錢

黃芩 二錢

升麻 白芷 麻黃 藁本 竹茹 各一錢

[94] 加減淸心湯

出典　『四象新編』

主治　滯祟

構成　薏苡仁 四錢

　　　麻黃 三錢

　　　萊菔子 蓮肉 各二錢

　　　桔梗 麥門冬 五味子 黃芩 石菖蒲 各一錢

[95] 三黃石仁散

出典　『四象新編』

主治　瘀血腰痛

構成　麻黃 三錢

　　　大黃 黃芩 石菖蒲 杏仁 各二錢

　　　皂角 一錢

[96] 安蛔飮

出典　『四象新編』

主治　蛔痛

構成　薏苡仁 乾栗 各七錢

　　　使君子 一錢 五分

　　　白礬 半生半枯

　　　萊菔子 石菖蒲 各一錢

[97] 加味調胃湯

出典　『四象新編』

主治　脫肛

構成　海松子 二兩

　　　升麻 七錢

　　　薏苡仁 五錢

　　　麥門冬 二錢

　　　五味子 石菖蒲 桔梗 麻黃 各一錢

[98] 桔梗湯②

出典　『四象新編』

主治　關格

構成　桔梗 五錢

　　　杏仁 三錢

　　　麻黃 二錢

[99] 烏梅煎

出典　『四象新編』

主治　咳嗽

構成　烏梅肉 三錢

　　　桔梗 杏仁 各二錢

　　　桑白皮 款冬花 各一錢 五分

　　　白果炒 二十個

[100] 龍肉調胃湯

出典　『四象新編』

主治　大病後調理

構成　龍眼肉 一兩

　　　乾栗 五錢

　　　栢子仁 麥門冬 各二錢

[101] 千金調胃湯

出典　『四象新編』

主治　癎疾

構成　薏苡仁 七錢

　　　乾栗 遠志 石菖蒲 各三錢

　　　麥門冬 天門冬 五味子 各二錢

　　　唐皂角 桔梗 麻黃 蓮子肉 各一錢

[102] 葛茸大補湯

出典　『四象新編』

主治　虛弱人 表症

構成　葛茸 三, 四, 五錢

　　　麥門冬 薏苡仁 各一錢 五分

　　　山藥 天門冬 五味子 杏仁 麻黃 各一錢

用法　葛茸製造法: 春節 第一 먼저 나오는 葛(칡)의 순(筍) 中 四, 五寸가량 되는 것
　　　이 좋고 너무 큰 것은 좋지 않다. 多量 採取하여 陰乾해야 하며 乾燥 後에
　　　牛肺(소허파)를 細切하여 칡순과 함께 찧어서 陰乾하는 것이 좋다. 太陰人
　　　中 高價인 鹿茸을 쓸 수 없는 사람에게는 葛茸을 써서 大端히 좋은 效果를

볼 수 있다. 注意할 점은 반드시 葛은 처음 나오는 것을 사용해야 하며 옆
에 나는 것은 좋지 않다. 어려운 사람에게는 勸告할 만한 좋은 藥이라고
생각된다.

[103] 西施玉容散

出典　『東醫寶鑑』

方見　『方藥合編』

[104] 太陰固腸丸

出典　洪淳用 敎授 處方

主治　太陰人 慢性腸炎

構成　葛根 薏苡仁 各120g

　　　山藥 白茯 白薇 黑砂糖 五味子 烏梅肉 呂宋果 枯白礬 各40g

　　　小白皮 80g

用法　糊丸 綠豆大 20~30丸

[105] 加味淸肺瀉肝湯

出典　李尙仁 敎授 處方

主治　肢節疼痛(炎症)

構成　葛根 四錢

　　　黃芩 藁本 各二錢

　　　萊菔子 升麻 桔梗 白芷 大黃酒蒸 各一錢

　　　薏苡仁 二錢

　　　麥門冬 一錢 五分

註 : 方中의 薏苡仁은 利水(導下)하며 麥門冬은 肺陰不足을 補한다.

[106] 菖蒲淸心湯

出典　著者創方

主治　中風 半身不遂 言語蹇澁 口眼喎斜 等(非實非虛)

構成　齊芑 五錢

　　　石菖蒲 葛根 山藥 各三錢

　　　酸棗仁 二錢

　　　萊菔子 竹茹 各一錢 五分

　　　麥門冬 桔梗 黃芩 藁本 升麻 白芷 元肉 各一錢

　　　遠志 五分

[107] 麻黃定喘湯

出典　『東醫壽世保元』

主治　胸腹痛 喘氣

構成　麻黃 三錢

　　　杏仁 一錢 五分

　　　黃芩 萊菔子 桑白皮 桔梗 麥門冬 款冬花 各一錢

　　　白果 炒黃 二十一枚

附 太陰人 諸藥의 修治

　　　太陰人 諸藥 中 杏仁은 去皮尖하고

　　　　　　麥門冬 遠志는 去心하며

　　　　　　白果 黃栗은 去殼하고

　　　　　　大黃은 或酒蒸 或生用하며

　　　　　　鹿茸 皂角은 酥炙하고

　　　　　　酸棗仁 杏仁 白果는 炒用한다.

第2章

少陰人要方

[1] 黃芪桂枝附子湯

出典　『東醫壽世保元』

主治　亡陽

構成　黃芪 桂枝 各三錢

　　　白芍藥 二錢

　　　當歸 炙甘草 各一錢

　　　附子炮 一錢 或二錢

　　　薑 三片

　　　棗 二枚

[2] 人蔘桂枝附子湯

出典　『東醫壽世保元』

主治　亡陽

構成　人蔘 四錢

　　　桂枝 三錢

　　　白芍藥 黃芪 各二錢

　　　當歸 炙甘草 各一錢

附子炮 一錢 或二錢

薑 三片

棗 二枚

[3] 升陽益氣附子湯

出典　『東醫壽世保元』

主治　亡陽

構成　人蔘 桂枝 白芍藥 黃芪 各二錢

　　　白何烏 官桂 當歸 炙甘草 各一錢

　　　附子炮 一錢 或二錢

　　　薑 三片

　　　棗 二枚

[4] 人蔘官桂附子湯

出典　『東醫壽世保元』

主治　亡陽

構成　人蔘 五錢 或一兩

　　　官桂 黃芪 各三錢

　　　白芍藥 二錢

　　　當歸 炙甘草 各一錢

　　　附子炮 二錢 或二錢 五分

　　　薑 三片

　　　棗 二枚

註：上四方([1], [2], [3], [4]) 皆亡陽危病藥也. 亡陽病人 小便白而多 危有餘地則用附子一錢日再服. 小
　　便赤而少 危無餘地則用附子二錢日二三服. 病在將危 用一錢 病在免危 用一錢 病在調理亦一錢

日再服

若大便不通 先用巴豆一個 後以上藥壓之 必以大便通小便多爲度也

[5] 升陽益氣湯

出典 『東醫壽世保元』

主治 太陽症之亡陽初症 胃家實 發狂末症

構成 人蔘 桂枝 黃芪 白芍藥 各二錢

白何烏 官桂 當歸 炙甘草 各一錢

薑 三片

棗 二枚

[6] 補中益氣湯

出典 『東醫壽世保元』

主治 太陽症之亡陽初症 勞倦虛弱身熱 心煩 自汗 倦怠 疝症

構成 人蔘 黃芪 各三錢

白朮 當歸 陳皮 炙甘草 各一錢

蘇葉 藿香 各三分 或五分

薑 三片

棗 二枚

著者經驗方 內傷飮食無味及食後昏困＝加白豆蔲, 乾薑炮, 砂仁 各一錢

五淋＝加香附子, 川芎

小便不禁＝ 加白朮, 巴戟爲君 益智仁, 破故紙(補骨脂), 韭子

[7] 九味花惜湯

出典　『四象新編』

主治　脫陰症

構成　人蔘 黃芪 各三錢

　　　白朮 香附子 陳皮 炙甘草 各一錢

　　　蘇葉 藿香 各五分

　　　民魚脯 五錢

　　　薑 三片

　　　棗 二枚

[8] 黃芪桂枝湯

出典　『東醫壽世保元』

主治　亡陽 鬱狂初症

構成　桂枝 三錢

　　　白芍藥 黃芪 各二錢

　　　白何烏 當歸 炙甘草 各一錢

　　　薑 三片

　　　棗 二枚

[9] 川芎桂枝湯

出典　『東醫壽世保元』

主治　太陽症 鬱狂初症 間日瘧 惡寒時煎服 加蘇葉一錢更妙 鬱狂者當發汗

構成　桂枝 三錢

　　　白芍藥 二錢

　　　川芎 蒼朮 陳皮 炙甘草 各一錢

薑 三片

棗 二枚

著者經驗方 齒痛＝加藿香, 蘇葉 各一錢, 川椒 三錢

腰脚疼痛＝加蒼朮 五錢, 藿香, 蘇葉, 當歸, 玄胡素, 五靈脂, 良薑, 烏藥,

南星, 半夏 各一錢

[10] 芎歸香蘇散

出典 『東醫壽世保元』

主治 四時溫疫 太陽症

構成 香附子 二錢

蘇葉 當歸 川芎 蒼朮 陳皮 炙甘草 各一錢

薑 三片

棗 二枚

葱 五本

[11] 加減香蘇散

出典 著者創方

主治 鼻瘡 鼻塞 鼻淵

構成 香附子 蘇葉 各五錢

桂枝 二錢

當歸 川芎 白芍藥 蒼朮 陳皮 細辛 胡椒 炙甘草 各一錢

薑 三片

棗 二枚

葱 五本

加減 或藿香爲君

[12] 秘傳香蘇散

出典　『四象新編』

主治　脫陰

構成　香附子 二錢

　　　蘇葉 當歸 川芎 蒼朮 陳皮 炙甘草 各一錢

　　　民魚脯 五錢

　　　薑 三片

　　　棗 二枚

　　　葱 五本

[13] 藿香正氣散

出典　『東醫壽世保元』

主治　太陽症大腸怕寒 陽明症表不解 太陰症下痢淸穀

　　　婦人胎衣不出 加五倍 陳皮

構成　藿香 一錢 五分

　　　蘇葉 一錢

　　　蒼朮 白朮 半夏 陳皮 靑皮 大腹皮 桂枝 乾薑 益智仁 炙甘草 各五分

　　　薑 三片

　　　棗 二枚

[14] 星香正氣散

出典　『四象新編』

主治　凡中風 中氣 痰厥 食厥 先用此方後隨症治之

構成　藿香正氣散依本方

　　　加木香 南星

[15] 八物君子湯

出典　『東醫壽世保元』

主治　鬱狂初症 陽明症胃家實

構成　人蔘 二錢

　　　黃芪 白朮 當歸 川芎 白芍藥 陳皮 炙甘草 各一錢

　　　薑 三片

　　　棗 二枚

著者經驗方　酒傷＝加良薑, 蒼朮

　　　　　面腫 ＝加白附子

　　　　　腰脚疼痛＝加蒼朮 五錢, 白何烏, 桂枝, 杜冲, 破故紙(補骨脂) 各二錢

[16] 白何烏君子湯

出典　『東醫壽世保元』

主治　[15]와 同

構成　白何首烏 二錢

　　　黃芪 白朮 當歸 川芎 白芍藥 陳皮 炙甘草 各一錢

　　　薑 三片

　　　棗 二枚

[17] 十全大補湯

出典　『東醫壽世保元』

主治　[15]와 同

構成　人蔘 白何首烏 官桂 黃芪 白朮 當歸 川芎 白芍藥 陳皮 炙甘草 各一錢

　　　薑 三片

　　　棗 二枚

[18] 獨蔘八物湯

出典　『東醫壽世保元』

主治　[15]와 同

構成　人蔘 一兩

　　　黃芪 白朮 當歸 川芎 白芍藥 陳皮 炙甘草 各一錢

　　　薑 三片

　　　棗 二枚

[19] 升陽八物湯

出典　『四象新編』

主治　太陽陽明症 尤效

構成　人蔘 黃芪 各二錢

　　　白朮 當歸 川芎 白芍藥 官桂 炙甘草 各一錢

　　　薑 三片

　　　棗 二枚

[20] 香附子八物湯

出典　『東醫壽世保元』

主治　婦人思慮傷脾 咽乾舌燥 隱有頭痛神效

構成　香附子 當歸 白芍藥 各二錢

　　　白朮 白何首烏 川芎 陳皮 炙甘草 各一錢

　　　薑 三片

　　　棗 二枚

[21] 香附子十全湯

出典　『四象新編』

主治　[20]과 同

構成　香附子 二錢

　　　當歸 川芎 白芍藥 白朮 白何首烏 陳皮 乾薑 桂皮 炙甘草 各一錢

　　　薑 三片

　　　棗 二枚

加減　滯症 氣虛汗多者＝加炮附子 一錢 去香附子, 生薑, 加乾薑

[22] 加減君子湯

出典　著者創方

主治　神經衰弱 怔忡 頭痛 各種神經性疾患

構成　香附子 三錢 或五錢

　　　白何首烏 二錢

　　　當歸 白芍藥 各一錢 五分

　　　川芎 玄胡索 白朮 陳皮 砂仁 炙甘草 各一錢

　　　蔓荊子 蘇葉 各六分

　　　細辛 三分

　　　薑 三片

　　　棗 二枚

加減　汗多者＝加桂枝, 黃芪爲君

　　　泄瀉者＝加藿香, 蘇葉, 肉豆蔲, 訶子

　　　神經過敏者＝加香附子爲君(五錢至一兩)

註 : 特히 少陰人은 思慮傷脾하여 隱隱히 頭痛이 있으며 消化障碍가 있으므로 香附子八物湯(120)

　　等을 참고함이 좋으며 廣範圍하게 使用되는 處方이다.

[23] 桂枝半夏生薑湯

出典　『東醫壽世保元』

主治　虛寒 嘔吐 水結胸 等

構成　生薑 三錢

　　　桂枝 半夏 各二錢

　　　白芍藥 白朮 陳皮 炙甘草 各一錢

[24] 祛風散

出典　『四象新編』

主治　半身不遂 風痰

構成　生薑 三錢

　　　桂枝 半夏 各二錢

　　　白芍藥 白朮 陳皮 只角 靑皮 烏藥 南星 炙甘草 各一錢

加減　歷節風＝加蒼朮, 黃芪

　　　頭痛＝加川芎

著者經驗方　口眼喎斜＝加白附子

[25] 香砂養胃湯

出典　『東醫壽世保元』

主治　大腸怕寒 陽明症或胃家實 太陰症胃虛及食滯黃疸

構成　人蔘 白朮 白芍藥 半夏 香附子 陳皮 乾薑 山查肉 砂仁 白豆久 炙甘草 各一錢

　　　薑 三片

　　　棗 二枚

加減　下痢淸水＝加藿香

著者經驗方　或香砂六君子湯加減合方則尤妙

[26] 加減養胃湯

出典　著者創方

主治　消化不良 十二指腸潰瘍 神經性消化不良 胃潰瘍 腹痛

構成　白何首烏 白朮 各二錢

　　　　良干 乾干 陳皮 靑皮 香附子 砂仁 各一錢

　　　　只實 唐木香 炙甘草 各七分

　　　　薑 三片

　　　　棗 二枚

加減　神經過敏者＝加香附子爲君

　　　　有腹痛者 ＝ 加白芍藥, 吳茱萸, 玄胡索, 五靈脂 等

　　　　大便泄者＝加白芍藥炒 肉荳蔲, 罌粟殼, 訶子, 藿香, 蘇葉

　　　　浮腫＝加大腹皮, 厚朴

[27] 助胃湯

出典　著者創方

主治　不思飮食 思食不能多食은 脾强胃弱也

構成　人蔘 三錢

　　　　蒼朮 半夏 陳皮 砂仁 各二錢

　　　　白豆蔲 紫丹香 吳茱萸 炙甘草 各一錢

　　　　薑 三片

　　　　棗 二枚

[28] 加減和胃湯

出典　著者創方

主治　胃潰瘍 胃下垂 胃擴張 等

構成　人蔘 白朮 白芍藥炒 陳皮 靑皮 砂仁 桂枝 乾薑 各一錢 五分

　　　鷄內金 三錢 或五錢

　　　唐木香 草果 炙甘草 各一錢

　　　薑 三片

　　　棗 二枚

[29] 平胃散

出典　『東醫寶鑑』

主治　和脾健胃 胃和氣平則止, 不可常服

構成　蒼朮 二錢

　　　陳皮 一錢 四分

　　　厚朴 一錢

　　　甘草 六分

　　　薑 三片

　　　棗 二枚

著者經驗方　消化不良＝加鷄內金, 山查 各三錢, 砂仁, 草果, 乾薑, 良薑, 草豆蔲 各一錢

　　　　　　食中毒＝加山查, 蘇葉 各五錢

　　　　　　肉滯＝加只實 三錢, 良干 一錢 五分, 紅花 三分. 或加山查, 肉桂 各五錢

　　　　　　草果 一錢 亦效

　　　　　　鷄卵滯＝加蘇葉 五錢

　　　　　　餅滯＝加山查, 肉桂 各三錢, 香附子, 蘇葉 各二錢

[30] 加減對金飮子

出典　著者創方

主治　酒食傷

構成　陳皮 五錢 或七錢

　　　良干 二錢

　　　草豆蔲 白豆蔲 砂仁 各一錢

　　　厚朴 蒼朮 甘草 各七分

　　　薑 三片

[31] 半夏湯

出典　著者創方

主治　嘔吐不止

構成　半夏 二錢 五分

　　　人蔘 白朮 陳皮 各一錢 五分

　　　白豆蔲 砂仁 各一錢

　　　炙甘草 七分

　　　丁香末 三分

　　　粟米(좁쌀) 一匕

　　　薑 三片

用法　丁香은 調服할 것.

　　　二, 三貼 정도 쓸 것.

[32] 加減天香湯

出典　著者創方

主治　胸腹痛 上焦火 怔忡

構成　香附子 六錢

　　　乾薑 蘇葉 各一錢 五分

　　　烏藥 陳皮 各一錢, 甘草 五分

加減　食滯＝加山查 三錢, 砂仁, 木香 各一錢

　　　蛔痛＝加苦練根皮

註 : 近者에 所謂 神經過敏으로 오는 症勢가 많으니 廣範圍하게 活用해 볼 필요가 있다.

[33] 赤白何烏寬中湯

出典　『東醫壽世保元』

主治　四體倦怠 小便不快 陽道不興 將有浮腫之漸者用之

構成　白何烏 赤何烏 良干 乾干 陳皮 靑皮 香附子 益智仁 各一錢

　　　棗 二枚

[34] 十二味寬中湯

出典　『東醫壽世保元』

主治　[33]과 同

構成　白何烏 赤何烏 良干 乾干 陳皮 靑皮 香附子 益智仁 各一錢

　　　厚朴 枳實 木香 大腹皮 各五分

　　　棗 二枚

加減　酒滯＝去白何烏 加蒼朮

　　　七情＝加五靈脂, 枳角

　　　口舌生瘡＝ 加鷄內金, 香附子 各一錢

[35] 人蔘白何烏寬中湯

出典　『東醫壽世保元』

主治　浮腫亦可用

構成　白何烏 人蔘 良干 乾干 陳皮 靑皮 香附子 益智仁 各一錢
　　　棗 二枚

[36] 當歸白何烏寬中湯

出典　『東醫壽世保元』

主治　[35]와 同

構成　白何烏 當歸 良干 乾干 陳皮 靑皮 香附子 益智仁 各一錢
　　　棗 二枚

[37] 五靈脂寬中湯

出典　『四象新編』

主治　腹痛

構成　白何烏 赤何烏 良干 乾干 陳皮 靑皮 香附子 五靈脂 各一錢
　　　益智仁 二錢
　　　棗 二枚

[38] 薑朮寬中湯

出典　『四象新編』

主治　腹痛

構成　白何烏 赤何烏 良干 乾干 陳皮 靑皮 香附子 益智仁 白朮 各一錢
　　　棗 二枚

[39] 寬中湯

出典　『東醫壽世保元』

主治　小便不快 陽道不興 四體倦怠無力者 用之必效

構成　乾干 良干 靑皮 陳皮 各等分

用法　細末煉蜜丸 或作湯服之

加減　腹痛＝加五靈脂, 益智仁

[40] 加味寬中湯①

出典　著者創方

主治　各種 胃腹痛及胃癌

構成　赤何烏 白何烏 良干 乾干 陳皮 靑皮 香附子 益智仁 五靈脂 各一錢

　　　白朮 五錢

　　　鷄內金炒 二錢

　　　山査 一錢 五分

　　　厚朴 枳實 大腹皮 木香 各五分

　　　棗 二枚

[41] 加減寬中湯

出典　著者創方

主治　中風 高血壓 半身不遂 神經性 疾患

構成　紫丹香 五錢

　　　香附子 三錢

　　　白何烏 二錢

　　　良干 乾干 陳皮 靑皮 益智仁 當歸 川芎 白芍藥 各一錢

　　　厚朴 枳實 唐木香 大腹皮 各五分

棗 二枚

加減　半身不遂及全身不遂＝加五靈脂

神經性 疾患＝香附子爲君

虛者는 補中益氣湯, 八物君子湯을 加減함이 尤妙하다.

[42] 蒜蜜湯

出典　『東醫壽世保元』

主治　痢疾

構成　白何烏 白朮 白芍藥 桂枝 茵蔯蒿 益母草 赤石脂 罌粟殼 各一錢

薑 三片

棗 二枚

大蒜 五根

淸蜜 半匙 調服

[43] 鷄蔘膏

出典　『東醫壽世保元』

主治　瘧疾 痢疾 久瘧先用巴豆 通利大便後數三日連用此方快效

構成　人蔘 一兩

桂皮 一錢(或以桂心代用)

鷄 一首

用法　濃煎去滓溫服 或以胡椒 淸蜜 助滋味無妨

[44] 巴豆丹

出典　『東醫壽世保元』

主治　大便閉

構成　巴豆 一粒

用法　巴豆 一粒을 去殼取粒하여 溫水에 全粒 或은 半粒을 呑下하고 계속하여 湯
　　　藥을 달인다. 藥을 달이는 동안에 巴豆는 腹胃間을 獨行하게 된다. 半以上
　　　藥力이 돈 뒤에 湯藥을 먹으면 이 溫藥은 巴豆와 함께 同行하여 腹胃가 痛
　　　快하고 升提其氣한다. 再煎湯藥하여 大便通 後에 又連服한다. 巴豆全粒은
　　　下利하고 半粒은 化積한다.

[45] 溫化丹

出典　『四象新編』

主治　大便閉

構成　巴豆 一粒

用法　去殼熱炙 溫水下 苦不通則再服亦可

[46] 人蔘陳皮湯

出典　『東醫壽世保元』

主治　小兒陰毒 慢風連服

構成　人蔘 一兩

　　　生薑 砂仁 陳皮 各一錢

　　　棗 二枚

[47] 人蔘桂皮湯

出典　『東醫壽世保元』

主治　　[46]과 同. 上方數日連服後 繼用

構成　　人蔘 一兩

　　　　乾薑炮

　　　　桂皮 砂仁 陳皮 各一錢

　　　　棗 二枚

[48] 人蔘吳茱萸湯

出典　　『東醫壽世保元』

主治　　太陽厥陰症

構成　　人蔘 一兩

　　　　吳茱萸 生薑 各三錢

　　　　白芍藥 當歸 官桂 各一錢

[49] 官桂附子理中湯(一名 人蔘附子官桂湯)

出典　　『東醫壽世保元』

主治　　[48]과 同

構成　　人蔘 三錢

　　　　白朮 乾干炮 官桂 各二錢

　　　　白芍藥 陳皮 炙甘草 各一錢

　　　　附子炮 一錢 或二錢

　　　　薑 三片

　　　　棗 二枚

[50] 獨蔘官桂理中湯

出典　『四象新編』

主治　[48]과 同

構成　人蔘 五錢

白朮 乾干炮 官桂 各二錢

白芍藥 陳皮 炙甘草 各一錢

薑 三片

棗 二枚

[51] 桂附藿陳理中湯

出典　『四象新編』

主治　[48]과 同

構成　人蔘 三錢

白朮 乾薑炮 官桂 各二錢

白芍藥 陳皮 藿香 砂仁 炙甘草 各一錢

附子炮 一錢 或二錢

薑 三片

棗 二枚

[52] 芎歸葱蘇理中湯

出典　『四象新編』

主治　太陰陰毒 乾藿亂 臟厥 陰盛陽虛 咽喉 太陰 少陰 陰危者

構成　人蔘 三錢

白朮 乾干炮 官桂 各二錢

白芍藥 陳皮 當歸 川芎 蘇葉 炙甘草 各一錢

附子炮 一錢 或二錢

薑 三片

棗 二枚

葱 五本

[53] 吳茱萸附子理中湯

出典　『東醫壽世保元』

主治　臟厥 陰盛陽格症

構成　人蔘 白朮 乾干炮 官桂 各二錢

白芍藥 陳皮 吳茱萸 小茴香 破故紙 炙甘草 各一錢

附子炮 一錢 或二錢

[54] 肉豆蔲附子理中湯

出典　『四象新編』

主治　太陰及少陰症 陰危者 連用 二, 三十貼

構成　人蔘 白朮 乾干炮 官桂 各二錢

白芍藥 陳皮 吳茱萸 小茴香 補骨脂 肉豆蔲去油 炙甘草 各一錢

附子炮 一錢 或二錢

[55] 白何烏附子理中湯

出典　『東醫壽世保元』

主治　太陰症 胃寒 吐蛔

構成　白何烏 白朮炒 白芍藥微炒 桂枝 乾干炮 各二錢

陳皮 附子 炙甘草 各一錢

[56] 白何烏理中湯

出典　『東醫壽世保元』

主治　[55]와 同

構成　白何烏 白朮 白芍藥 桂枝 乾干炮 各二錢

　　　陳皮 炙甘草 各一錢

註 : 有人蔘則 用人蔘하고 無人蔘則 用白何首烏니 白何首烏與人蔘으로 性味相近而 淸越之力은 不及
하고 溫補之力은 過之하여 不無異同之處하니 險病危證에 人蔘 二錢 以上은 不可全恃 白何首烏
代用이다. 古方經驗이 不多는 藥材生疎故也. 然 此一味를 必不可遺棄於補藥中而 古方何人飮에
用白何首烏 五錢하여 治瘧病한다. 다시 말하여 方中에 人蔘 二錢 이상을 쓸 경우에는 白何首烏
代用을 全的으로 믿어서는 안 된다는 뜻이다. 故로 危症에 人蔘을 多用할 때는 亦是 人蔘을 쓰
는 것이 좋으며 普通은(그 밖의 경우에는) 白何首烏로 人蔘을 代用해도 無妨하다는 뜻이다.

[57] 三白理中湯

出典　『四象新編』

主治　內傷泄瀉

構成　白何首烏 白朮炒 白芍藥微炒 桂枝 乾干炮 各二錢

　　　陳皮 附子炮 山査 炙甘草 各一錢

　　　大蒜 二根

[58] 桂枝湯

出典　『東醫壽世保元』

主治　太陰表症 惡風自汗

構成　桂枝 三錢

　　　白芍藥 二錢

　　　甘草 一錢

薑 三片

棗 二枚

[59] 理中湯

出典 『東醫壽世保元』

主治 太陰腹痛 自利不渴

構成 人蔘 白朮 乾干 各二錢

炙甘草 一錢

著者經驗方 黃疸＝加茵蔯爲君

神經痛＝加白芍藥, 桂枝

腹鳴＝加吳茱萸

[60] 何烏官桂理中湯

出典 『四象新編』

主治 [59]와 同

構成 人蔘 白朮 乾干炮 各二錢

陳皮 官桂 白何烏 炙甘草 各一錢

[61] 薑附湯

出典 『東醫壽世保元』

主治 中風救急

構成 乾薑炮 一兩

附子炮 一枚

用法 剉取 五錢 水煎服

附子生用 各曰 白通湯

[62] 四逆湯

出典　『東醫壽世保元』

主治　中風救急

構成　炙甘草 六錢

　　　乾干炮 五錢

　　　生附子 一錢

用法　剉分 二貼 水煎服

[63] 赤石脂禹餘糧湯

出典　『東醫壽世保元』

主治　痢疾

構成　赤石脂 禹餘粮 各二錢 五分

[64] 大補湯

出典　『四象新編』

主治　虛勞

構成　人蔘 白朮 白芍藥 黃芪 肉桂 當歸 川芎 砂仁 陳皮 炙甘草 各一錢

　　　薑 三片

　　　棗 二枚

[65] 回陽大補湯

出典　『四象新編』

主治　虛勞

構成　人蔘 白朮 白芍藥 黃芪 肉桂 當歸 川芎 乾干 炙甘草 各一錢

　　　附子 五分

薑 三片

棗 二枚

[66] 木香順氣散

出典　『東醫壽世保元』

主治　中氣病中氣者與人相爭暴怒 氣逆而暈倒也 先以薑湯救之 後用此藥

構成　香附子 烏藥 青皮 陳皮 厚朴 枳角 半夏 各一錢

　　　木香 砂仁 各五分

　　　桂皮 乾干 炙甘草 各三分

　　　薑 三片

　　　棗 二枚

[67] 蘇合香元

出典　『四象新編』

主治　一切氣疾 中氣 上氣 氣逆 氣痛

構成　白朮 木香 沈香 丁香 白丹香 安息香 訶子肉 香附子 蓽撥 藿香 茴香 桂皮 各二兩

　　　五靈脂 玄胡索 各一兩

用法　上爲末 安息香并煉蜜 和千搗 每一兩分作四十丸 每二, 三丸 井華水 或溫水調下

[68] 香蘇散

出典　『東醫壽世保元』

主治　四時溫疫

構成　香附子 三錢

　　　蘇葉 二錢 五分

　　　陳皮 一錢 五分

蒼朮 甘草 各一錢

薑 三片

葱 二本

[69] 桂枝附子湯

出典　『東醫壽世保元』

主治　汗漏不止 四肢拘急 難以屈伸

構成　附子炮 桂枝 各三錢

　　　白芍藥 二錢

　　　炙甘草 一錢

　　　薑 三片

　　　棗 二枚

[70] 茵蔯四逆湯

出典　『東醫壽世保元』

主治　陰黃 冷汗不止

構成　茵蔯 一兩

　　　附子炮 乾干炮 炙甘草 各一錢

[71] 茵蔯附子湯

出典　『東醫壽世保元』

主治　陰黃身冷

構成　茵蔯 一兩

　　　附子炮 炙甘草 各一錢

[72] 茵蔯橘皮湯

出典 『東醫壽世保元』

主治 陰黃 喘嘔不渴

構成 茵蔯 一兩

　　 陳皮 白朮 半夏 生薑 各一錢

[73] 三味蔘萸湯

出典 『東醫壽世保元』

主治 厥陰症 嘔吐 涎沫 頭痛及少陰症 厥冷 煩燥欲死 陽明症 食穀欲嘔者皆妙

構成 吳茱萸 三錢

　　 人蔘 二錢

　　 薑 三片

　　 棗 二枚

[74] 霹靂散

出典 『東醫壽世保元』

主治 陰盛陽格症

構成 附子炮 一枚

用法 水煎去滓 和蜜冷服 須臾燥止 得汗而睡

[75] 溫白元

出典 著者加減創方

主治 積聚 癥癖 黃疸 鼓脹 十種水氣 九種心痛 八種痞塞 五種痳疾 遠年 瘧疾 皆可治

構成 川烏炮 二兩 五錢

　　 吳茱萸 乾干 肉桂 川椒 白何首烏 厚朴 人蔘 巴豆霜 各五錢

用法　爲末 煉蜜丸梧子大 薑湯下 三, 五, 七丸 隨氣力服之

[76] 瘴疸丸

出典　『四象新編』

主治　時行瘟疫 瘴瘧 黃疸 濕熱

構成　茵蔯 一兩

　　　常山 別甲 巴豆霜 各四錢

用法　爲末 蜜丸梧子大 每三, 五丸 溫水呑下

[77] 三稜消積丸

出典　『四象新編』

主治　生冷物不消

構成　三稜 蓬朮 神曲 各七錢

　　　巴豆炒黑 靑皮 陳皮 茴香 各五錢

　　　丁香皮 益智仁 各三錢

用法　爲末 醋糊丸 梧子大 每三四十丸式 薑湯下

[78] 秘方和滯丸

出典　『四象新編』

主治　治一切氣 化一切積

構成　三稜 蓬朮 各四錢 八分

　　　半夏 木香 丁香 靑皮 陳皮並去白 黃連 神麴 各二錢 五分

　　　巴豆醋浸一宿 六錢

用法　爲末 糊丸 黍米大 每五, 七丸至十丸服之. 通利則熱湯下 止瀉則冷水下

　　　奪造化有通塞之功 調陰陽 有補瀉之妙

加減　去黃連 加乾薑

[79] 如意丹

出典　著者加減創方

主治　瘟疫及一切鬼祟 伏尸 瘴氣 癲狂 失志 陰陽二毒 五癃 五疳久痢 水土不服症

構成　川烏炮 八錢

　　　人蔘 吳茱萸 川椒 白朮 白芍藥 厚朴 肉桂 當歸 各五錢

　　　巴豆霜 二錢 五分

用法　爲末 煉蜜丸梧子大 每三, 五, 七丸 薑湯下

[80] 香砂六君子湯

出典　『東醫壽世保元』

主治　不思飮食 飮食不下 食後倒飽

構成　香附子 白朮 白何首烏 半夏 陳皮 厚朴 白豆蔻 各一錢

　　　人蔘 木香 縮砂 益智仁 甘草 各五分

　　　薑 三片

　　　棗 二枚

[81] 鎭陰膾

出典　『四象新編』

主治　浮腫 咽喉

構成　獐肝

用法　不拘多少 切而食之

[82] 保命飮

出典　『四象新編』

主治　浮腫

構成　海鹽(간수)

用法　自然汁 每服一匙 次次加服至一鍾子

[83] 赤蛇煎

出典　『四象新編』

主治　痢疾

構成　項赤蛇

用法　去頭斷尾 納二疊紬囊中 藥缸內別設橫木懸空掛之 用水五碗 煎取一碗服之

　　　二疊細囊 懸空掛煎者 恐犯蛇骨故也 蛇骨有毒

[84] 蒜蜜膏

出典　『四象新編』

主治　痢疾

構成　大蒜 三顆

　　　淸蜜 半匙

用法　水煎爲膏 服之

[85] 人蔘散

出典　『四象新編』

主治　諸瘡

構成　人蔘

用法　爲末 付于當處

[86] 如意針

出典　『四象新編』

主治　癧疽

構成　火針

用法　發癧處 用火針取膿

[87] 如意刀

出典　『四象新編』

主治　背癧

構成　火刀

用法　宜火刀裂瘡而宜早也 若疑訝而緩不及事則 全背硬堅 悔之無所及也

[88] 不遂飲

出典　『四象新編』

主治　半身不遂

構成　鐵液水

[89] 溫中飲

出典　『四象新編』

主治　胎母食滯

構成　生薑取汁服

[90] 煖肝散

出典　『四象新編』

主治　眼病 眼昏

構成 尾蔘 白何烏 各等分

用法 爲末 和蜜水 取汁洗眼

[91] 硫黃散

出典 『四象新編』

主治 眼病 或蛇咬

構成 硫黃

用法 爲末 取疊紙 布着合眼 布其上 一宿

[92] 金蛇酒

出典 『四象新編』

主治 咽喉痛

構成 金色黃章蛇

用法 釀酒服

[93] 牽正散

出典 『四象新編』

主治 中風 口眼喎斜

構成 白附子 白殭蠶 全蝎 各等分

用法 爲末 每二錢式 酒調服

[94] 唐橘湯

出典 『四象新編』

主治 中風 痲痺 半身不遂

構成 橘餅 五個

　　　　唐花(綿花) 一握

用法　水煎頓服 以差爲度

[95] 壽脾解語湯

出典　『四象新編』

主治　中風不語

構成　白何烏 紫蘇葉 南星 黃芪 桂枝 各等分

[96] 七氣湯

出典　『四象新編』

主治　七情鬱結 心腹絞痛

構成　半夏 三錢

　　　人蔘 肉桂 炙甘草 各七分

　　　薑 三片

[97] 正氣天香湯

出典　『四象新編』

主治　九氣作痛 心腹絞痛

構成　香附子 三錢

　　　烏藥 陳皮 蘇葉 各一錢

　　　乾干 甘草 各五分

[98] 甘橘煎

出典　『四象新編』

主治　通乳

構成　好橘 三十枚

　　　肥棗 蒸一升

　　　陳粟米 一升

　　　當歸 一斤

　　　甘草 五錢

用法　水煎 去滓 和蜜及葱 任意服

[99] 如神湯

出典　『四象新編』

主治　腰痛

構成　玄胡索 當歸 桂心 香附子 木香 各等分

用法　爲末 每二錢重 薑湯下

[100] 巴豆膏

出典　『四象新編』

主治　諸瘡

構成　巴豆

用法　去殼 炒烟斷研爲膏 付之

[101] 加味八物湯

出典　『四象新編』

主治　胎漏 下血

構成　人蔘 當歸 黃芪 川芎 各二錢

　　　白朮 白芍藥 陳皮 香附子炒 炙甘草 各一錢

　　　艾葉 二錢

　　　大棗 一合

[102] 砂仁散

出典　『四象新編』

主治　誤呑 金銀等物

構成　砂仁 二錢 或五錢

用法　細末 溫水呑下

[103] 黃芪蘇葉湯

出典　『四象新編』

主治　治表 發熱 惡寒 有汗 外感 三,四日 亦用

構成　黃芪 四錢

　　　桂枝 白芍藥 各二錢

　　　當歸 川芎 蘇葉 炙甘草 各一錢

　　　薑 三片

　　　棗 二枚

[104] 健脾壯胃湯

出典　『四象新編』

主治　陽明病 身熱汗多 胃寒 蛔不安 所上隔

構成　人蔘 黃芪 官桂 當歸 川芎 白芍藥 乾干 白朮 陳皮 炙甘草 各一錢

　　　蘇葉 附子 各五分

薑 三片

棗 二枚

[105] 補益固氣湯

出典　『四象新編』

主治　陽明症 不惡寒 反惡熱

構成　黃芪 桂枝 人蔘 各二錢

　　　當歸 川芎 白芍藥 白朮 陳皮 炙甘草 各一錢

　　　薑 三片

　　　棗 二枚

加減　汗出 = 加桂枝, 乾干 各一錢, 附子 五分

[106] 官桂獨蔘八物湯

出典　『四象新編』

主治　表症 陽明身熱 汗多 吐血亦可用

構成　人蔘 五錢

　　　黃芪 三錢

　　　白朮 當歸 川芎 白芍藥 官桂 炙甘草 各一錢

　　　薑 三片

　　　棗 二枚

[107] 薑朮破積湯

出典　『四象新編』

主治　小腹硬滿 胸間怕寒 嘔吐 泄瀉 胃氣虛弱及食滯 黃疸 下利淸水

構成　蒼朮 白朮 良干 乾干 白何首烏 大蒜 陳皮 靑皮 厚朴 枳實 木香 大腹皮 各一錢

白芍藥 炙甘草 各五分

[108] 香砂理中湯

出典　『四象新編』

主治　內傷 泄瀉 腹滿 蛔吐 食滯 黃疸

構成　人蔘 白朮 乾干 白芍藥 各二錢

　　　砂仁 藿香 陳皮 炙甘草 各一錢

　　　薑 三片

　　　棗 二枚

[109] 獨蔘理中湯

出典　『四象新編』

主治　胃寒 嘔吐

構成　人蔘 五錢

　　　白朮 乾干 白芍藥 各二錢

　　　陳皮 炙甘草 各一錢

　　　棗 二枚

加減　加附子 二錢 尤妙

[110] 桂枝葱蘇理中湯

出典　『四象新編』

主治　黃疸及小腹滿 下痢淸水 口舌乾燥

構成　人蔘 白朮 白芍藥 各二錢

　　　乾干 附子 當歸 川芎 桂枝 蘇葉 炙甘草 各一錢

　　　葱 三本, 棗 二枚

[111] 人蔘罌粟湯

出典　『四象新編』

主治　痢疾

構成　人蔘 白朮 白芍藥 益母草 罌粟殼 陳皮 甘草 各一錢

[112] 獨蔘良朋湯

出典　『四象新編』

主治　小兒泄瀉及慢驚風

構成　人蔘 一兩

　　　生薑 二錢

　　　當歸 官桂 陳皮 各一錢

　　　棗 二枚

[113] 鷄芪膏

出典　『四象新編』

主治　瘧疾 痢疾

構成　黃芪 一兩

　　　桂枝 五錢

　　　鷄 一首

用法　濃煎服

[114] 蘇子導痰湯

出典　『四象新編』

主治　痰喘

構成　蘇子 二錢

半夏 當歸 各一錢 五分

南星 陳皮 各一錢

厚朴 枳實 各七分

甘草 五分

薑 三片

棗 二枚

[115] 蔘桂飮

出典　著者創方

主治　男女老少 喘息年久 咳嗽及肺結核

構成　人蔘 黃芪 各二錢

桂枝 白芍藥 各一錢 五分

白朮 半夏 陳皮 當歸 川芎 炙甘草 各一錢

蘇子 白芥子 各七分

薑 三片

棗 二枚

加減　有熱者는 去人蔘하고 加白何烏爲君한다.

消化不良에는 加白朮 二錢 砂仁 益智仁 白豆蔻 山査한다.

[116] 加減補益湯

出典　著者創方

主治　肺結核 結核性疾患

構成　白何烏 黃芪 桂枝 各三錢

當歸 陳皮 白朮 炙甘草 各一錢

藿香 蘇葉 厚朴 枳實 木香 大腹皮 各五分

薑 三片

棗 二枚

加減　虛勞＝加人蔘 或加蔓蔘 二, 三錢 尤妙

痰盛＝加蘇子, 白芥子 各七分 半夏

[117] 橘皮一物湯

出典　『四象新編』

主治　氣滯 氣痛

構成　單橘皮 一, 二兩

用法　水煎服

[118] 當歸溫中湯

出典　『四象新編』

主治　內傷血氣

構成　當歸 三錢

白芍藥 二錢 五分

白何烏 白朮 川芎 桂枝 黃芪 玄胡索 益母草 炙甘草 各一錢

薑 三片

棗 二枚

[119] 加減補中湯

出典　著者創方

主治　陰痿

構成　黃芪 白朮 各五錢

白何烏 三錢

人蔘 杜沖 各二錢 五分

破故紙 鹽水炒 當歸 乾干炮 肉桂 各一錢 五分

良干 附子 川椒 炙甘草 各一錢

薑 三片

棗 二枚

[120] 蒜薑膏

出典　著者創方

主治　手足厥冷 腹冷 無口味

構成　大蒜水沈去皮 生薑去皮 大棗肉 各等分

用法　水煎服之

加減　或加人蔘, 附子, 白何烏 等分亦可

[121] 加減歸芍湯

出典　著者創方

主治　不眠及心臟衰弱

構成　當歸 一兩

白芍藥 五錢

肉桂 二錢

良干 炙甘草 各一錢

薑 三片

棗 二枚

[122] 加減歸黃湯

出典　著者創方

主治　婦人神經衰弱及不眠

構成　黃芪蜜炙 當歸 各五錢

　　　香附子醋炒 吳茱萸湯泡 陳皮 炙甘草 各一錢 五分

　　　薑 三片

　　　棗 二枚

[123] 加減黃烏湯

出典　著者創方

主治　白血球減少症

構成　人蔘 黃芪 各三錢

　　　香附子 當歸 白芍藥 各二錢

　　　川芎 白朮 陳皮 桂枝 乾干炒黑 炙甘草 各一錢

　　　藿香 蘇葉 各五分

　　　唐山査 五錢

　　　薑 三片

　　　棗 二枚

[124] 加減歸烏湯

出典　著者創方

主治　止諸血

構成　黃芪 白何烏 各五錢

　　　當歸 白芍藥 各二錢

　　　乾薑炒黑 川芎 陳皮 炙甘草 各一錢

薑 三片

棗 二枚

[125] 加減和中湯

出典　著者創方

主治　淋疾

構成　香附子 一兩 五錢

　　　　甘草 四錢 五分

　　　　吳茱萸 小茴香 各二錢

　　　　大棗 四十九個

[126] 芪朮湯

出典　著者創方

主治　中風初期 手足麻木痛

構成　甘草 一兩

　　　　黃芪 白朮 各五錢

　　　　桂枝 陳皮 各一錢

[127] 加減白豆湯

出典　著者創方

主治　泄瀉不止者

構成　白朮 五錢

　　　　肉豆蔻 三錢

　　　　人蔘 白芍藥 半夏 香附子 陳皮 乾干 山查 砂仁 草豆蔻 藿香 詞子 炙甘草 各一錢

　　　　薑 三片, 棗 二枚

[128] 加減理中湯

出典　著者創方

主治　頭痛

構成　桂枝 二錢

　　　人蔘 白朮 甘草 各一錢 五分

　　　乾薑 一錢

[129] 三陞湯

出典　著者創方

主治　眩暈

構成　益母草 乾干 陳皮 各五錢

[130] 川芎湯

出典　著者創方

主治　眩暈

構成　蒼朮 川芎 黃芪 生薑 各三錢

[131] 加味平胃散

出典　著者創方

主治　邊頭痛

構成　蒼朮 厚朴 陳皮 各二錢

　　　甘草 一錢

　　　藿香 五分

　　　細辛 三分

　　　薑 三片

棗 二枚

[132] 退黃湯

出典　著者創方

主治　黃疸

構成　生薑 一兩

　　　陳皮 砂仁 各五錢

　　　茵陳 三錢

[133] 加減平胃散

出典　著者創方

主治　肩臂痛

構成　黃芪蜜炙 四錢

　　　桂枝 三錢

　　　厚朴 陳皮 蒼朮 甘草 各一錢

　　　薑 三片

　　　棗 二枚

[134] 小建中湯

出典　『傷寒論』,『金匱要略』

主治　虛勞 裏急腹痛 夢遺 咽乾

構成　白芍藥 五錢

　　　桂枝 三錢

　　　炙甘草 一錢

　　　薑 五片

棗 四枚

用法　黑糖 一兩 溶化服

著者經驗方　歷節風=加黃芪 五錢 或一兩, 婦人=加當歸 二錢

　　　　　　癮疹 冷水不可近者=加黃芪 二, 三錢

　　　　　　自汗=加黃芪

　　　　　　血虛=加當歸

　　　　　　虛冷腹痛=加人蔘, 白尤, 乾干炮 各二錢

　　　　　　積氣 疝氣上攻=加小茴香, 吳茱萸, 胡椒, 玄胡索

　　　　　　消化不良=加黃芪 二錢, 山查 一錢 五分, 砂仁, 陳皮 各一錢

　　　　　　黃疸=加茵陳 五錢 或一兩, 黃芪 二錢

[135] 白尤散

出典　『四象新編』

主治　夢遺 白淫

構成　單白尤

用法　細末 每一, 二錢式服

[136] 加味推氣飲

出典　著者創方

主治　右脇痛(肝臟亦效)

構成　薑黃 枳角 各二錢

　　　　桂心 陳皮 半夏 炙甘草 各一錢

　　　　薑 三片

　　　　棗 二枚

加減　氣滯不行=加全蝎

[137] 加味二陳湯①

出典　洪淳用 敎授 處方

主治　痰滯

構成　半夏 8g

　　　　陳皮 6g

　　　　厚朴 白朮 蒼朮 枳實 乾干 三稜 蓬朮 木香 砂仁 山査 藿香 白豆蔻 甘草 各 4g

　　　　薑三 棗二

[138] 加味二陳湯②

出典　洪淳用 敎授 處方

主治　肢節痛

構成　半夏 8g

　　　　陳皮 6g

　　　　白何烏 川芎 白芥子 桂枝 蒼朮 南星 各 4g

　　　　草烏 枳實 各 3g

　　　　薑三 棗二

加減　胸膈痰結脇痛＝去桂枝, 草烏, 只實 加厚朴 甘草 各 4g

[139] 加味二陳湯③

出典　洪淳用 敎授 處方

主治　胃酸過多

構成　半夏 8g

　　　　陳皮 6g

　　　　白何烏 桂枝 川芎 白朮 蒼朮 山査 良干 砂仁 白豆蔻 甘草 各 4g

　　　　薑三 棗二

[140] 加味二陳湯④

出典　洪淳用 敎授 處方

主治　痰腰痛

構成　半夏 8g

　　　陳皮 6g

　　　白何烏 蒼朮 白朮 杜冲 破古紙 南星 甘草 各 4g

　　　薑三 棗二

[141] 加味桂枝湯①

出典　洪淳用 敎授 處方

主治　急慢性鼻炎

構成　桂枝 18g

　　　黃芪 12g

　　　白芍藥 8g

　　　川芎 蒼朮 當歸 附子 甘草 各 4g

　　　薑三 棗二

[142] 加味桂枝湯②

出典　洪淳用 敎授 處方

主治　中耳炎

構成　桂枝 20g

　　　白芍藥 12g

　　　川芎 蒼朮 陳皮 甘草 各 4g

　　　薑三 棗二

[143] 當歸明目湯

出典　洪淳用 敎授 處方

主治　結膜炎

構成　當歸 12g

　　　　川芎 桂枝 各 8g

　　　　白芍藥 陳皮 蒼朮 炙甘草 各 4g

　　　　薑三 棗二

[144] 神秘丹

出典　洪淳用 敎授 處方

主治　慢性大腸炎

構成　草豆蔲 16g

　　　　人蔘 附子 各 80g

　　　　肉桂 乾干 蓽撥 胡椒 丁香 良干 砂仁 各 40g

用法　蜜丸 梧子大 20~30丸

[145] 降癖活命飮

出典　洪淳用 敎授 處方

主治　一切無名腫毒 陰症陽症 初起에는 能益氣 和血, 解毒 托裡

構成　當歸 32g

　　　　黃芪 20g

　　　　金銀花 甘草 各 12g

用法　酒蒸服. 그 藥效는 仙方活命飮보다 낫다.

[146] 當歸四七湯

出典　洪淳用 敎授 處方

主治　梅核氣

構成　黃芪 當歸 各 8g

　　　半夏 川芎 白灼藥 各 4g

　　　白朮 陳皮 香附子 厚朴 炙甘草 紫蘇葉 各 3g

　　　枳實 烏藥 南星 威靈仙 桂皮 炮附子 各 2g

　　　薑三 棗二

[147] 當歸八物湯

出典　洪淳用 敎授 處方

主治　腰痛

構成　當歸 16g

　　　香附子 黃芪 各 12g

　　　草烏 南星 半夏 蒼朮 甘草 各 4g

　　　薑三 棗二

[148] 椒桂丸

出典　洪淳用 敎授 處方

主治　泄瀉 藿亂 虎烈刺

構成　胡椒 肉桂 甘草 各等分

用法　蜜丸 梧子大 5, 6丸 服用

[149] 加味十全大補湯

出典　洪淳用 敎授 處方

主治　肝디스토마

構成　十全大補湯 加玄之草 一握

[150] 調氣平胃散

出典　洪淳用 敎授 處方

主治　脾胃不和 不思飮食 霍亂

構成　木香 烏藥 白豆蔲 檀香 砂仁 藿香 蒼朮 厚朴 甘草 各 4g

　　　薑三 棗二

[151] 加味寬中湯②

出典　洪淳用 敎授 處方

主治　肝炎

構成　茵蔯 20~40g

　　　白何烏 白朮 良干 乾干 靑皮 陳皮 香附子 益智仁 各 4g

　　　枳實 木香 厚朴 大腹皮 各 3g

　　　棗二枚

[152] 加減祛風散

出典　著者創方

主治　中風 半身不遂 高血壓 風痰

構成　生薑 五錢

　　　白朮 三錢

　　　桂枝 半夏 白芍藥 各二錢

　　　陳皮 枳角 靑皮 烏藥 南星 炙甘草 各一錢

[153] 加減蘇合香元

出典　著者創方

主治　一切氣痰

構成　香附子 四兩

　　　牛膽 南星 蒼朮 木香 玄胡索 五靈脂 藿香 白丹香 丁香 安息香 小茴香 甘草
　　　各二兩

用法　上細末 煉蜜丸 彈子大 每一, 二丸式 服用

[154] 加味香附子八物湯

出典　李尙仁 敎授 處方

主治　頭痛 解鬱

構成　香附子 三錢

　　　當歸 芍藥 各二錢

　　　人蔘 白朮 白何首烏 陳皮 川芎 桂皮 炙甘草 各一錢

　　　薑三 棗二

[155] 烏肝湯

出典　著者創方

主治　脫血症

構成　桂枝 白芍藥 乾干 當歸 川芎 各二錢

　　　人蔘 附子 炙甘草 各二錢

　　　薑三片

　　　棗二枚

附 少陰人 諸藥의 修治

少陰人 諸藥 中 **附子**는 炮用하고

甘草는 炙用하며

乾薑은 炮用하거나 或 生用하고

黃芪는 炙用 或 生用한다.

第3章

少陽人要方

[1] 荊防敗毒散

出典　『東醫壽世保元』

主治　頭痛 寒熱往來 太陽症 少陽症 忽然有吐 間二日瘧 發日預煎用之 限二十貼 連服二貼

構成　柴胡 前胡 羌活 獨活 荊芥 防風 赤茯苓 生地黃 地骨皮 車前子 各一錢

[2] 荊防導赤散

出典　『東醫壽世保元』

主治　頭痛 胸膈煩熱者 宜用

構成　生地黃 三錢

　　　　木通 二錢

　　　　玄蔘 苽蔞仁 各一錢 五分

　　　　前胡 羌活 獨活 荊芥 防風 各一錢

[3] 導赤降氣湯

出典　『四象新編』

主治　結胸 氣痰及莖中痛

構成　生地黃 三錢

　　　木通 二錢

　　　玄蔘 苽蔞仁 各一錢 五分

　　　前胡 羌活 獨活 荊芥 防風 白茯苓 澤瀉 各一錢

[4] 荊防瀉白散

出典　『東醫壽世保元』

主治　頭痛 膀胱痛 煩燥 少陽症 身熱 泄瀉 亡陰症

構成　生地黃 三錢

　　　茯苓 澤瀉 各二錢

　　　石膏 知母 羌活 獨活 荊芥 防風 各一錢

[5] 黃連瀉白散

出典　『四象新編』

主治　胃熱 裡熱太甚 大便一晝夜不通者

構成　生地黃 三錢

　　　茯苓 澤瀉 各二錢

　　　石膏 知母 羌活 獨活 荊芥 防風 黃連 苽蔞仁 各一錢

[6] 猪苓車前子湯

出典　『東醫壽世保元』

主治　頭腹痛 有泄瀉者 宜用. 身熱泄瀉 陽明症 三陽合病

構成　澤瀉 茯苓 各二錢

　　　猪苓 車前子 各一錢 五分

　　　知母 石膏 羌活 獨活 荊芥 防風 各一錢

[7] 滑石苦蔘湯

出典　『東醫壽世保元』

主治　腹痛 無泄瀉亡陰症 身寒無泄瀉 二, 三日腹痛 或一日 四, 五次

構成　澤瀉 茯苓 滑石 苦蔘 各二錢

　　　川黃連 黃栢 羌活 獨活 荊芥 防風 各一錢

[8] 獨活地黃湯

出典　『東醫壽世保元』

主治　食滯痞滿者 宜用. 陰虛午熱 中風嘔吐 口中有冷涎逆上 亦嘔吐也 間兩日瘧不

　　　發日二貼暮服 限四十貼 口眼喎斜 初症

構成　熟地黃 四錢

　　　山茱萸 二錢

　　　茯苓 澤瀉 各一錢 五分

　　　牧丹皮 防風 獨活 各一錢

[9] 荊防地黃湯

出典　『東醫壽世保元』

主治　亡陰 身寒泄瀉 浮腫初結及調理

構成　熟地黃 山茱萸 茯苓 澤瀉 各二錢

　　　車前子 羌活 獨活 荊芥 防風 各一錢

著者經驗加減創方 盜汗＝加浮小麥

不眠＝加女貞實. 草決明炒爲君

怔冲＝加白茯神爲君. 龜板. 牡蠣粉

方解　荊芥, 防風, 羌活, 獨活 俱是補陰藥 荊防 大淸胸膈 散風 羌獨 大補膀胱眞陰

無論 頭腹痛 痞滿泄瀉 凡虛弱者 用之. 用數百貼無不必效 屢驗.

[10] 前胡地黃湯

出典　『四象新編』

主治　咳嗽

構成　熟地黃 山茱萸 茯苓 澤瀉 各二錢

車前子 羌活 獨活 荊芥 防風 前胡 各一錢

加減　喘息＝加苽蔞仁

[11] 玄蔘地黃湯

出典　『四象新編』

主治　血症

構成　熟地黃 山茱萸 茯苓 澤瀉 各二錢

車前子 羌活 獨活 荊芥 防風 玄蔘 牧丹皮 各一錢

[12] 黃連地黃湯

出典　『四象新編』

主治　偏頭痛

構成　熟地黃 山茱萸 茯苓 澤瀉 各二錢

車前子 羌活 獨活 荊芥 防風 黃連 牛蒡子 各一錢

[13] 牧丹皮地黃湯

出典　『四象新編』

主治　食滯 痞滿

構成　熟地黃 山茱萸 茯苓 澤瀉 各二錢

　　　車前子 羌活 獨活 荊芥 防風 牧丹皮 各一錢

著者經驗加減創方　肉滯 酒滯＝加山茱萸 一兩. 牛蒡子 五錢

　　　　　　　　　魚蟹積＝加連翹 牛蒡子

　　　　　　　　　果菜積＝ 加神麯. 麥芽

[14] 降火地黃湯

出典　『四象新編』

主治　有火者

構成　熟地黃 石膏 茯苓 澤瀉 各二錢

　　　車前子 羌活 獨活 荊芥 防風 各一錢

[15] 生熟地黃湯

出典　『四象新編』

主治　頭痛 煩熱及血症

構成　熟地黃 生地黃 山茱萸 茯苓 澤瀉 各二錢

　　　車前子 羌活 獨活 荊芥 防風 各一錢

[16] 木通無憂湯

出典　『四象新編』

主治　浮腫

　　　木通 三錢 或五錢

構成　熟地黃 山茱萸 茯苓 澤瀉 各二錢

車前子 羌活 獨活 荊芥 防風 各一錢

[17] 十二味地黃湯

出典　『東醫壽世保元』

主治　吐血 陰虛午熱 疝症 癎症

構成　熟地黃 四錢

山茱萸 二錢

白茯苓 澤瀉 各一錢 五分

牧丹皮 地骨皮 玄蔘 枸杞子 覆盆子 車前子 荊芥 防風 各一錢

[18] 地黃白虎湯

出典　『東醫壽世保元』

主治　結胸譫語 亡陰譫語 太陽似瘧症 陽明症 煩燥 大便不通 裡熱大便將澁 勿論表
裏大便不通常用 揚手躑足 引飲發狂 舌捲 動風亦用

構成　石膏 五錢 或一兩

生地黃 四錢

知母 二錢

防風 獨活 各一錢

[19] 陽毒白虎湯

出典　『東醫壽世保元』

主治　陽毒發斑 便閉 纏喉風 唇腫而輕者

構成　石膏 五錢 或一兩

生地黃 四錢

知母 二錢

荊芥 防風 牛蒡子 各一錢

加減　動風＝加羌活 獨活 各一錢 柴胡 玄蔘 梔子 忍冬 薄荷 各五分. 去防風尤妙

[20] 凉膈散火湯

出典　『東醫壽世保元』

主治　上消 纏喉風及唇腫之輕症

構成　生地黃 忍冬 連翹 各二錢

　　　　梔子 薄荷 知母 石膏 荊芥 防風 各一錢

著者經驗加減創方　鬱症＝加黃連 牛蒡子 玄蔘 神麴 或紅靈砂 二, 三分調服

[21] 忍冬藤地骨皮湯

出典　『東醫壽世保元』

主治　身寒 腹痛 泄瀉 中滿者

構成　忍冬藤 四錢

　　　　山茱萸 地骨皮 各二錢

　　　　川黃連 黃栢 玄蔘 苦蔘 生地黃 知母 山梔子 枸杞子 覆盆子 荊芥 防風 金銀花

　　　　各一錢

[22] 熟地黃苦蔘湯

出典　『東醫壽世保元』

主治　下消 胎衣不出

構成　熟地黃 四錢

　　　　山茱萸 二錢

　　　　白茯苓 澤瀉 各一錢 五分

知母 黃栢 苦蔘 各一錢

[23] 木通大安湯

出典 『東醫壽世保元』

主治 浮腫 險病 始終用藥 當至百餘貼, 黃連, 澤瀉爲貴材則貧者或去連澤

構成 木通 生地黃 各五錢

赤茯苓 二錢

澤瀉 車前子 川黃連 羌活 防風 荊芥 各一錢

[24] 黃連淸腸湯

出典 『東醫壽世保元』

主治 痢疾

構成 生地黃 四錢

木通 赤茯苓 澤瀉 各二錢

猪苓 車前子 川黃連 羌活 防風 各一錢

[25] 荊芥淸腸湯

出典 『四象新編』

主治 淋疾

構成 生地黃 四錢

赤茯苓 澤瀉 各二錢

猪苓 車前子 川黃連 羌活 防風 荊芥 各一錢

[26] 朱砂益元散

出典 『東醫壽世保元』

主治　滌暑

構成　滑石 二錢

　　　澤瀉 一錢

　　　甘遂 五分

　　　朱砂 一分

用法　極細末 溫水下 或井華水調服

[27] 甘遂天一丸

出典　『東醫壽世保元』

主治　結胸 水入卽吐

構成　甘遂末 一錢

　　　輕粉末 一分

用法　極細末糊丸 分作十丸 朱砂爲衣 服時更爲末 井華水和下一丸 上用後三辰
　　　不下利則再用二丸 下利三度爲適中 六度爲快預煎米飮 下利 二,三度 因進米飮
　　　否則氣陷而難堪耐

注意　輕粉,甘遂 自是毒藥 不可過服

[28] 輕粉甘遂龍虎丹

出典　『東醫壽世保元』

主治　[27]과 同

構成　甘遂 一錢

　　　輕粉 五分

用法　[27]과 同

[29] 輕粉甘遂雌雄丹

出典　『東醫壽世保元』

主治　[27]과 同

構成　輕粉 甘遂 各一錢

用法　[27]과 同

[30] 乳香沒藥輕粉丸

出典　『東醫壽世保元』

主治　[27]과 同

構成　輕粉 一錢

　　　乳香 沒藥 甘遂 各五分

用法　[27]과 同. 分作三十丸

[31] 輕粉乳香沒藥丸

出典　『四象新編』

主治　[27]과 同

構成　輕粉 一錢 五分

　　　乳香 沒藥 甘遂 各五分

用法　[27]과 同. 分作三十丸

加減　輕粉發汗 甘遂下水. 輕粉藥力 一分則快足 五厘則無不及. 甘遂藥力一分五厘

　　　則快足 七八厘則無不及. 輕粉, 甘遂自是毒藥 俱不可輕易一分用之 斟酌輕重

　　　病欲頭腦滌火則 輕粉爲君 病欲胸膈水下則甘遂爲君

[32] 白虎湯

出典　『東醫壽世保元』

主治　陽明經病 汗多 煩渴 脈洪大

構成　石膏 五錢

　　　知母 二錢

　　　甘草 七分

　　　粳米 半合

[33] 黃白虎湯

出典　『四象新編』

主治　[32]와 同

構成　石膏 五錢

　　　知母 二錢

　　　黃栢 一錢

　　　甘草 七分

　　　粳米 半合

[34] 猪苓湯

出典　『東醫壽世保元』

主治　亡陰 身熱 泄瀉 陽明病 三陽合病 頭痛 腹痛

構成　猪苓 赤茯苓 澤瀉 滑石 阿膠 各一錢

[35] 五苓散

出典　著者加減方

主治　結胸 水入還吐

構成　澤瀉 二錢 五分

　　　赤茯苓 猪苓 車前子 滑石 各一錢 五分

[36] 四苓湯

出典　著者加減方

主治　[35]와 同. 小便不利

構成　澤瀉 二錢 五分

　　　　赤茯苓 猪苓 車前子 各一錢 五分

[37] 腎氣丸

出典　著者加減方

主治　腎水不足(虛勞)

構成　熟地黃 四錢

　　　　枸杞子 山茱萸 各二錢

　　　　牧丹皮 白茯苓 澤瀉 各一錢 五分

　　　　覆盆子 一, 二, 三錢

用法　極細末 糊丸梧子大 每五, 七十丸式空心服

[38] 李氏凉隔散

出典　『四象新編』

主治　積熱 煩燥 口苦生瘡 目赤 頭疼

構成　連翹 二錢

　　　　芒硝 薄荷 各一錢

[39] 黃連猪肚湯

出典　著者加減方

主治　下消

構成　雄猪肚 一部

黃連 小麥 天花粉 各五兩

白茯神 四兩

用法　上諸藥爲末 入猪肚中封口 安甑中 蒸爛搗作丸梧子大 每三, 五十丸式 空心服

[40] 六味地黃湯

出典　『四象新編』

主治　虛勞

構成　熟地黃 四錢

枸杞子 山茱萸 各二錢

澤瀉 牧丹皮 白茯苓 各一錢 五分

著者經驗加減方　腎虛＝加肉蓯蓉 菟絲子 龜板

早漏＝加鎖陽

心虛＝加白茯神爲君

[41] 花惜地黃湯

出典　『四象新編』

主治　脫陰

構成　熟地黃 四錢

枸杞子 山茱萸 各二錢

牧丹皮 白茯苓 澤瀉 各一錢 五分

民魚膠 五錢

[42] 生地黃湯

出典　『四象新編』

主治　眼昏

構成　生地黃 熟地黃 玄蔘 石膏 各一兩

用法　若作丸則 糊丸梧子大 空心茶湯下 五, 七十丸

[43] 李氏導赤散

出典　『四象新編』

主治　尿如米泔色 不過二貼效

構成　木通 滑石 黃栢 赤茯苓 生地黃 梔子 各一錢

[44] 李氏肥兒丸

出典　『四象新編』

主治　小兒疳積

構成　胡黃連 五錢

　　　神麯 麥芽 黃連 各三錢 五分

　　　白茯苓 蘆薈 各二錢 五分

用法　上記細末 黃米糊作丸 菉豆大 每二, 三十丸式 米飲下

[45] 消毒飲

出典　『四象新編』

主治　四時痘不出 解毒

構成　牛蒡子 二錢

　　　荊芥穗 一錢

　　　防風 五分

[46] 水銀薰鼻方

出典　『四象新編』

主治　楊梅毒瘡 天疱瘡 纏喉風

構成　水銀 黑鉛 各一錢

　　　朱砂 乳香 沒藥 各五分

　　　血蝎 石雄黃 硫黃 各三分

用法　水銀과 黑鉛은 同研하여야 한다.

　　　上爲末 和勻捲作 紙炷七條

　　　香油로 床上에 點燈하고 病人으로 하여금 兩脚을 뻗고 비스듬히 앉게 한 後에 鼻薰한다. 初日에는 三條를 쓰고 後日에는 一條式 쓴다.

注意　홑이불로 全身을 덮고 冷水를 머금고 있으면 口瘡이 없다. 물을 자주 갈아 무는 게 좋다. 薰後에는 冷處及觸風하여서는 안 된다. 纏喉風에는 頂頰에 汗出이 되는 정도로 한다.

[47] 靈砂散

出典　『四象新編』

主治　傷寒 喘促 小兒慢驚風 急腹痛 氣逆

構成　靈砂 一分 或一分 半

用法　細末 溫水下

[48] 豚卵散

出典　『四象新編』

主治　腦疽及蛇頭瘡

構成　河豚卵

用法　爲末敷之

[49] 點眼散

出典　『四象新編』

主治　眼疾

構成　川黃連

用法　和乳蒸飯 取汁 入眼 或服之

[50] 催生飮

出典　『四象新編』

主治　難産 齒血 衄垂危症

構成　香油

用法　齒血에는 火熬灼齦卽止하고 難産에는 一盞를 徐徐히 마신다.

[51] 大甘遂散

出典　『四象新編』

主治　大結胸

構成　甘遂末 五分

[52] 小甘遂散

出典　『四象新編』

主治　小結胸

構成　甘遂末 三分

[53] 歸腎解語散

出典　『四象新編』

主治　中風不語

構成　荊芥 防風 羌活 獨活 各等分, 薄荷 小許

用法　上煎水 置床下 薰入鼻中 良久能言

[54] 新小柴胡湯

出典　『四象新編』

主治　勞役後房室 房室後勞役 及太陽表症 少陽初症

構成　熟地黃 三錢

　　　柴胡 二錢

　　　前胡 玄蔘 白茯苓 各一錢, 或以知母代白茯苓

[55] 新大柴胡湯

出典　『四象新編』

主治　少陽轉筋 陽明便秘 譫語 潮熱 無汗者

構成　柴胡 四錢

　　　前胡 知母 各二錢 五分

　　　芒硝 防風 各一錢 五分

[56] 玄蔘白虎湯

出典　『四象新編』

主治　亡陰 譫語 便閉及動風急者

構成　熟地黃 一兩 或一兩 五錢

　　　石膏 六錢 或一兩

　　　玄蔘 生地黃 各四錢

　　　柴胡 知母 各二錢 五分

　　　山茱萸 防風 覆盆子 獨活 各二錢 五分

加減　　或加芒硝 二錢 五分

[57] 降陰白虎湯

出典　『四象新編』

主治　亡陰 譫語 便閉 將有動風者

構成　熟地黃 石膏 各六錢 或一兩

　　　柴胡 前胡 生地黃 各四錢

　　　知母 玄蔘 防風 各二錢 五分

　　　獨活 芒硝 各一錢 五分

[58] 表證白虎湯

出典　『四象新編』

主治　[57]과 同

構成　石膏 五錢 或一兩

　　　柴胡 生地黃 各四錢

　　　知母 二錢

　　　防風 獨活 各一錢

[59] 地黃玄武湯

出典　『四象新編』

主治　亡陰 身熱 泄瀉 譫語 煩燥急者

構成　熟地黃 一兩

　　　石膏 六錢 或一兩

　　　赤茯苓 生地黃 柴胡 山茱萸 知母 各二錢

　　　防風 黃連 澤瀉 覆盆子 獨活 各一錢 五分

[60] 通乳歸腎湯

出典　『四象新編』

主治　乳道不足

構成　猪蹄 四隻

　　　通草 熟地黃 各一兩

　　　荊芥 防風 各一錢

用法　水煎去滓 任意服則通乳

[61] 保胎地黃湯

出典　著者加減方

主治　胎漏 下血

構成　民魚膠 五錢

　　　熟地黃 四錢

　　　枸杞子 山茱萸 各二錢

　　　澤瀉 牧丹皮 白茯苓 各一錢 五分

　　　糯米[1] 一合

[62] 玄蔘敗毒散

出典　『四象新編』

主治　發熱 惡寒 頭痛 身疼 煩燥 傷寒初痛 再痛 裡熱 上逆嘔吐

構成　羌活 獨活 荊芥 防風 柴胡 前胡 玄蔘 梔子 薄荷 各一錢 五分

　　　忍冬 地骨皮 各一錢

---

1) 浮麥(겉보리)이 맞다. 糯米(찹쌀)은 소음인 약재이다.

[63] 防風通聖散

出典　『四象新編』

主治　裡熱 陰虛火動 消渴及面目口鼻牙齒之病

　　　小兒疳氣 肥瘦症

構成　滑石 生地黃 防風 石膏 羌活 獨活 柴胡 前胡 薄荷 荊芥 惡實 山梔子 各五分

[64] 千金導赤散

出典　『四象新編』

主治　表症 寒熱往來 大小便 過一晝夜不利者

構成　生地黃 四錢

　　　木通 黃連 柴胡 梔子 覆盆子 各二錢

[65] 柴胡苽蔞湯

出典　『四象新編』

主治　寒熱往來 汗出 短氣 譫語 結胸 咽乾 目眩 耳聾

構成　生地黃 四錢

　　　木通 苽蔞仁 覆盆子 山茱萸 黃連 苦蔘 柴胡 前胡 獨活 各一錢

[66] 柴胡四苓湯

出典　『四象新編』

主治　傷寒腹痛 腹痛 暑泄 或大便三日不通者

構成　柴胡 澤瀉 猪苓 赤茯苓 各二錢

　　　黃連 苽蔞仁 滑石 車前子 各一錢

[67] 單白虎湯

出典　『四象新編』

主治　熱多寒少 大便秘 流注陽毒 黃疸 咽喉及面目口鼻牙齒之病

構成　石膏 生地黃 各四錢

　　　知母 二錢

[68] 渡海白虎湯

出典　『四象新編』

主治　三陽症 面垢 頭痛 譫語 熱多 胸煩 便閉

構成　石膏 四錢

　　　生地黃 知母 覆盆子 山茱萸 肉蓯蓉 各二錢

　　　苦蔘 枸杞子 各一錢

[69] 錦上添花白虎湯

出典　『四象新編』

主治　[68]과 同

構成　石膏 生地黃 各四錢

　　　知母 山茱萸 覆盆子 各一錢

[70] 猪苓白虎湯

出典　『四象新編』

主治　亡陰病 身熱 泄瀉 陽明症 三陽合病 頭痛 腹痛

構成　石膏 生地黃 各四錢

　　　知母 三錢

　　　黃栢 澤瀉 猪苓 赤茯苓 各一錢

[71] 八味苦蔘湯

出典　『四象新編』

主治　傷寒腹痛不泄 或泄後三日不通 腹痛痞滿 吐血 嘔吐 裡症 皆陰症用之

構成　生地黄 四錢

　　　苦蔘 知母 山茱萸 覆盆子 赤茯苓 澤瀉 牧丹皮 各一錢

[72] 七味猪苓湯

出典　『四象新編』

主治　陰虚火動 午熱骨蒸

構成　生地黄 四錢

　　　山茱萸 覆盆子 澤瀉 赤茯苓 各二錢

　　　猪苓 黄栢 各一錢

[73] 八味猪苓湯

出典　『四象新編』

主治　腹痛 痞滿 嘔吐

構成　生地黄 四錢

　　　山茱萸 覆盆子 澤瀉 赤茯苓 各二錢

　　　猪苓 黄栢 牧丹皮 各一錢

[74] 水火旣濟湯

出典　『四象新編』

主治　陰虚火動 午熱 初變爲消渴症及面目口鼻牙齒癰疽

　　　小兒多肌瘦及當門二齒內微血出用

構成　生地黄 乾地黄 知母 黄栢 山茱萸 覆盆子 柴胡 苦蔘 茯苓 澤瀉 肉蓯蓉 各一錢

[75] 清凉散火湯

出典　『四象新編』

主治　小兒疳氣

構成　忍冬 四錢

　　　苦蔘 二錢

　　　生地黃 覆盆子 薄荷 山梔子 防風 石膏 各一錢

　　　荊芥 牛蒡子 各五分

[76] 木通苦蔘湯

出典　『四象新編』

主治　浮腫及鼓脹者 若本方無效 此病不治

構成　木通 六錢

　　　生地黃 四錢

　　　苦蔘 黃栢 車前子 各一錢

[77] 柴胡淸腸湯

出典　『四象新編』

主治　痢疾

構成　黃連 生地黃 各三錢

　　　木通 二錢

　　　羌活 柴胡 澤瀉 猪苓 赤茯苓 各一錢

[78] 白虎湯膏

出典　『四象新編』

主治　毒腫風症

構成　石膏 生地黃 知母 澤瀉 各等分

用法　濃煎去滓 煎爲膏 入輕粉. 乳香, 沒藥末 各小許爲糊丸梧子大 每一, 二, 三丸服

[79] 白虎益元散

出典　『四象新編』

主治　暑症

構成　滑石 二錢 五分

　　　白虎膏 二錢

　　　朱砂 一錢

用法　極細末 每五分 或一錢式 冷水下

[80] 少陽補胃湯

出典　『四象新編』

主治　逆氣 頭痛 腹痛

構成　熟地黃 四錢

　　　山茱萸 赤茯苓 澤瀉 各一錢 五分

　　　車前子 知母 羌活 獨活 荊芥 防風 各一錢

[81] 地黃敗毒散

出典　『四象新編』

主治　裡症 喘氣

　　　陽明 三陽合病

構成　生地黃 四錢

知母 二錢

赤茯苓 澤瀉 猪苓 滑石 車前子 羌活 獨活 荊芥 防風 苡蕷仁 各一錢

[82] 木通地黃湯

出典　『四象新編』

主治　腫瘡

構成　生地黃 木通 各二錢

滑石 赤茯苓 山梔子 牛蒡子 荊芥 防風 各一錢

加減　加忍冬 三錢. 連翹 二錢. 苦蔘, 石膏, 金銀花, 薄荷, 地骨皮 各一錢. 柴胡 五分
尤妙

[83] 贊化丹

出典　『四象新編』

主治　瘟疫邪祟 積聚 癥瘕 驚癎 瘧疾 浮腫 淋疾 頭痛 腹痛 食滯 痞滿 泄瀉 黃疸 兒疳
無所不治 惟孕婦忌之. 惡瘡可內服. 便秘用芒硝湯下

構成　熟地黃 二兩 五錢

山茱萸 牧丹皮 澤瀉 蘆薈煆 木通 苦蔘 玄蔘 柴胡 前胡 荊芥 防風 連翹 牛蒡子
紫菀 黃連 神麯 麥芽 忍冬 苡蕷仁 甘遂 各三錢

用法　先將熟地黃入薄荷水小許 煎爲膏 入山茱萸 以下諸藥爲末 和勻千搗 兩作四十丸
朱砂爲衣 每五, 七, 九丸 丼華水吞下

[84] 加味地黃湯

出典　『四象新編』

主治　婦人月經不調 血色黑

構成　熟地黃 生地黃 各四錢

山茱萸 白茯苓 澤瀉 牧丹皮 玄蔘 各二錢

羌活 獨活 荊芥 防風 各一錢

加減　大便不通＝加石膏 一兩

淋疾 ＝ 加澤瀉 五錢

[85] 加味散火湯

出典　『四象新編』

主治　咽喉

構成　生地黃 忍冬 連翹 各二錢

山茱萸 薄荷 知母 荊芥 防風 各一錢

石膏 五錢

加減　滯祟＝加苦蔘 三錢

眼疾＝加黃栢 二錢

積滯腹痛＝加苦蔘 三錢

[86] 加味白虎湯

出典　『四象新編』

主治　積年頭痛 大便秘 玉莖熱痛

構成　石膏 一兩

生地黃 四錢

知母 三錢

黃栢 二錢

荊芥 防風 各一錢

加減　泄痢＝加澤瀉 二錢

[87] 兩儀煎

出典　『四象新編』

主治　玉莖冷而痿

構成　熟地黃 二兩

山茱萸 一兩

[88] 薄荷煎

出典　『四象新編』

主治　滯氣

構成　薄荷 二錢

苦蔘 二錢

[89] 加減地黃湯

出典　『四象新編』

主治　陽道不足 上逆症

構成　熟地黃 山茱萸 各三錢

白茯苓 車前子 澤瀉 菟絲子 各二錢

羌活 獨活 玄蔘 忍冬 薄荷 各一錢

[90] 朱砂散

出典　『四象新編』

主治　精神異常 怔忡 小兒急慢驚風 喘息

構成　朱砂 二, 三分

用法　極細末 冷水下 隨症藥兼服亦可

[91] 止血地黃湯

出典　著者創方

主治　諸般出血症

構成　熟地黃 六錢

　　　生地黃 五錢

　　　白茯苓 澤瀉 各二錢

　　　牧丹皮 玄蔘 獨活 防風 連翹 各一錢

　　　荊芥炒黑 二錢

　　　薄荷 旱蓮草 各五錢

[92] 加減淸腸湯

出典　著者創方

主治　腹出血

構成　生地黃 四錢

　　　木通 赤茯苓 澤瀉 各二錢

　　　猪苓 車前子 黃連 羌活 荊芥 防風 各一錢

　　　地榆 三, 五錢

[93] 淸血地黃湯

出典　著者創方

主治　中風 高血壓 半身不遂 有熱者

構成　木通 五錢

　　　　生地黃 苦蔘 各三錢

　　　　熟地黃 石膏 白茯苓 澤瀉 各二錢

　　　　車前子 羌活 獨活 荊芥 防風 牧丹皮 黃連 梔子 各一錢

加減　高血壓 腦充血＝加牛膝. 代赭石 五錢至一兩 尤效

　　　　歷節風＝羌活, 獨活 增量

　　　　半身不遂 全身不遂＝羌活. 防風 增量

註 : 中風嘔吐에는 獨活地黃湯을 쓰며 少陽人 卒中風에는 絕對安靜하고 動搖하지 말 것.

[94] 滑石地黃湯

出典　著者創方

主治　消化不良 有火者

構成　熟地黃 山茱萸 白茯苓 澤瀉 滑石 各二錢

　　　　車前子 羌活 獨活 荊芥 防風 牧丹皮 苦蔘 黃連 薄荷 各一錢

[95] 少陽人消滯丸

出典　著者創方

主治　消化不良

構成　薄荷 苦蔘 牧丹皮 各等分

用法　上爲末糊丸 梧子大 每二, 三十丸式 空心服效

　　　　薄荷霜少許可入尤妙

[96] 單苦蔘丸

出典　著者創方

主治　消化不良

構成　苦蔘

用法　爲末糊丸 梧子大 每二, 三十丸式 空心服

[97] 玄蔘丸

出典　著者創方

主治　精神性消化不良及各種精神性疾患

構成　玄蔘

用法　九蒸九曝爲末 水丸梧子大 每三, 四十丸 空心服效

[98] 地骨皮地黃湯

出典　著者創方

主治　年久咳嗽 肺結核

構成　熟地黃 三錢

　　　白茯苓 二錢

　　　澤瀉 山茱萸 玄蔘 各一錢 五分

　　　前胡 苡薏仁 地骨皮 車前子 羌活 獨活 荊芥 防風 牧丹皮 各一錢

[99] 天花粉地黃湯

出典　著者創方

主治　糖尿病

構成　熟地黃 四錢

　　　山茱萸 二錢

白茯苓 澤瀉 各一錢 五分

　　　苦蔘 知母 黃栢 覆盆子 牧丹皮 枸杞子 各一錢

　　　天花粉 五錢

加減　有火者＝熟地黃代生地黃. 加石膏, 黃連

[100] 加減補腎丸

出典　著者創方

主治　虛勞 補腎

構成　枸杞子 十兩

　　　菟絲子 七兩

　　　覆盆子 五兩

用法　枸杞子는 上品으로 醇酒略浸露置陽地後 間間攪匀하여 吸收酒盡後 一次蒸乾 尤好하고 菟絲子는 酒泡研하고 覆盆子는 上品으로 去蒂하고 이상으로 諸藥을 極細末 糊丸梧子大하여 每五, 七十丸式 空心服한다.

[101] 加減淸凉散火湯

出典　洪淳用 敎授 處方

主治　少陽人 胃火鼻病

構成　忍冬藤 16g

　　　生地黃 覆盆子 各 8g

　　　車前子 苦蔘 知母 石膏 羌活 獨活 防風 各 4g

[102] 加味補陰地黃湯

出典　洪淳用 敎授 處方

主治　補陰

構成　熟地黃 16g

山茱萸 8g

茯苓 澤瀉 各 6g

牧丹皮 獨活 菟絲子 覆盆子 枸杞子 車前子 蛇床子 羌活 防風 荊芥 各 4g

用法　糊丸 梧子大 50~70丸씩 服用

[103] 滋降地黃湯

出典　著者創方

主治　高血壓 眩暈

構成　葎草 草決明 熟地黃 各五錢

山茱萸 白茯苓 澤瀉 各二錢

車前子 羌活 獨活 荊芥 防風 各一錢

附 少陽人 諸藥의 修治

少陽人藥

諸種不可 炮灸炒煨用

病症 · 病名 索引
(가나다 順)

・이 '病症·病名 索引'은 第II部 東醫四象用藥에 본서의 수록 처방을 포괄하고 있지 않기 때문에 사용의 편의를 위해 작성되었다.

・다만 病症과 病名이 각 처방마다 일관되지 않기 때문에 이 索引은 불완전하다고 할 수 있다. 이 점 주의를 바란다.

ㄱ

肝디스토마	少陰 [149]
肝炎	少陰 [151]
癎疾	太陰 [101]
	少陽 [17]
疳疾	太陰 [88]
喀血痰	太陰 [23]
乾藿亂	少陰 [52]
肩臂痛	少陰 [133]
結膜炎	少陰 [143]
結核性疾患	少陰 [116]
結胸	太陰 [71]
	少陽 [3] [27] [28] [29] [30] [31] [35] [65]
結胸譫語	少陽 [18]
驚癎	太陰 [88]
	少陽 [83]
莖中痛	少陽 [3]
鷄卵滯	少陰 [29]
鼓脹	少陰 [75]
	少陽 [76]
高血壓	太陰 [18]
	少陰 [41] [152]
	少陽 [93] [103]
果菜積	少陽 [13]
藿亂	太陰 [88]
	少陰 [148] [150]
關格	太陰 [98]
狂譫	太陰 [11] [12]
口苦生瘡	少陽 [38]

九氣作痛	少陰 [97]
口舌乾燥	少陰 [110]
口舌生瘡	太陰 [21]
	少陰 [34]
口眼喎斜	少陰 [24] [93]
	少陽 [8]
嘔逆	太陰 [24]
嘔吐	太陰 [24]
	少陰 [23] [31] [109]
	少陽 [73]
倦怠	少陰 [6] [33] [39]
厥陰症	少陰 [73]
鬼祟	少陰 [79]
跟脚無力	太陰 [1] [14] [15] [16] [83]
急慢性鼻炎	少陰 [141]
急腹痛	太陰 [47]
	少陽 [47]
氣痰	少陰 [153]
	少陽 [3]
氣逆	少陰 [67]
	少陽 [47]
氣鬱	太陰 [18]
氣滯	少陰 [117] [136]
氣痛	少陰 [67] [117]
氣虛	太陰 [77]
氣虛汗多	少陰 [21]

ㄴ

難産	太陰 [64]
	少陽 [50]

冷汗不止	少陰 [70]
勞倦	少陰 [6]
勞役後房室	少陽 [54]
腦疽	少陽 [48]
腦充血	少陽 [93]

ㄷ

短氣	少陽 [65]
蛋白尿	太陰 [14]
痰	太陰 [1] [20] [23]
痰厥	少陰 [14]
痰盛	少陰 [116]
痰腰痛	少陰 [140]
痰喘	少陰 [141]
痰滯	少陰 [137]
糖尿病	少陽 [99]
大結胸	少陽 [51]
大便不通	太陰 [6] [81]
大便秘	少陽 [67]
大泄	太陰 [89]
大腸怕寒陽明症	少陰 [25]
大便不通	少陽 [18] [84]
大便秘	太陰 [24]
	少陽 [86]
大便泄	少陰 [26]
大便燥	太陰 [27]
大便閉	少陰 [44] [45]
大便滑	太陰 [18] [26]
帶下	太陰 [18] [91]
盜汗	太陰 [23]

	少陽 [9]
毒腫風症	少陽 [78]
動風	少陽 [18] [19]
動風急	少陽 [56]
頭疼	少陽 [38]
頭腹痛	少陽 [6]
頭痛	太陰 [18] [22] [58] [76]
	少陰 [22] [24] [128] [154]
	少陽 [1] [2] [4] [15] [34]
	[62] [68] [70] [80] [83] [86]

ㅁ

慢驚風	少陰 [112]
慢性大腸炎	少陰 [144]
慢性腸炎	太陰 [104]
慢風	少陰 [46] [47]
亡陽	少陰 [1] [2] [3] [4] [5] [6] [8]
亡陰	少陽 [4] [7] [9] [34] [56]
	[57] [58] [59] [70]
亡陰譫語	少陽 [18]
梅核氣	少陰 [146]
面垢	少陽 [68]
面色黃赤	太陰 [24]
面赤斑	太陰 [11] [12]
面腫	太陰 [13]
	少陰 [15] [16] [17] [18]
目疼	太陰 [11] [12]
目赤	少陽 [38]
目痛	太陰 [76] [80]
目眩	少陽 [65]

夢泄	太陰 [17] [20] [21] [24] [79]
夢遺	太陰 [88]
	少陰 [135]
無口味	少陰 [120]
無汗	太陰 [1] [5] [8]

ㅂ

半身不遂	太陰 [18] [106]
	少陰 [24] [41] [88] [94] [152]
	少陽 [93]
發熱	太陰 [11] [12]
	少陽 [62]
膀胱痛	少陽 [4]
房室後勞役	少陽 [54]
背癰	少陰 [87]
白淫	少陰 [135]
白血球減少症	少陰 [123]
白血病	太陰 [18]
煩渴	太陰 [80]
煩慣熱症	太陰 [24]
煩熱	少陽 [15]
煩燥	少陽 [4] [18] [38] [62]
邊頭痛	少陰 [131]
便秘	太陰 [18] [21]
便閉	少陽 [19] [56] [57] [58] [68]
餅滯	少陰 [29]
補陰	少陽 [102]
腹冷	少陰 [120]
腹滿	少陰 [108]
腹鳴	少陰 [59] [60]

腹脹	太陰 [84]
腹出血	少陽 [92]
腹痛	太陰 [11] [12] [18]
	少陰 [26] [37] [38] [134]
	少陽 [7] [21] [34] [70] [73] [80] [83]
腹痛泄瀉	太陰 [17]
婦人胎衣不出	少陰 [13]
浮腫	太陰 [18] [40] [41] [42] [43] [73] [74] [84]
	少陰 [26] [35] [36] [81] [82]
	少陽 [9] [16] [23] [76] [83]
不眠	太陰 [18]
	少陰 [121] [122]
	少陽 [9]
不思飲食	少陰 [27] [80] [150]
鼻乾	太陰 [11] [12] [76] [80]
痞滿	太陰 [1]
	少陰 [13] [73] [83]
鼻塞	少陰 [11]
痞塞	少陰 [75]
鼻淵	少陰 [11]
脾胃不和	少陰 [150]
鼻瘡	少陰 [11]
貧血	太陰 [14]

ㅅ

蛇頭瘡	少陽 [48]
思慮傷脾	少陰 [20]
四時溫疫	太陰 [88]

	少陰 [10] [68]	消渴	太陰 [11] [12]	
四肢拘急	少陰 [69]		少陽 [63]	
疝氣	少陰 [134]	小結胸	少陽 [52]	
疝症	少陰 [6]	小便多	太陰 [24]	
	少陽 [17]	小便不禁	少陰 [6]	
三陽症	少陽 [6] [68]	小便不利	太陰 [18]	
三陽合病	少陽 [34] [70]		少陽 [36]	
三叉神經痛	太陰 [21]	小便不快	少陰 [33] [39]	
上氣	少陰 [67]	小腹硬滿	少陰 [107]	
上消	少陽 [20]	小腹滿	少陰 [110]	
上逆嘔吐	少陽 [62]	小兒疳氣	少陽 [75]	
上逆症	少陽 [89]	小兒疳積	少陽 [44]	
上焦火	少陰 [32]	小兒急慢驚風	少陽 [90]	
傷寒	太陰 [86]	小兒慢驚風	少陽 [47]	
傷寒頭痛	太陰 [72]	小兒泄瀉	太陰 [34]	
傷寒腹痛	少陽 [66] [71]		少陰 [112]	
傷寒時氣頭痛	太陰 [1]	小兒陰毒	少陰 [46] [47]	
傷寒初痛	少陽 [62]	少陽轉筋	少陽 [55]	
傷寒表裡症	太陰 [81]	少陽症	少陽 [4]	
暑症	少陽 [79]	少陽初症	少陽 [54]	
舌捲	太陰 [17]	消化不良	太陰 [18]	
	少陽 [18]		少陰 [26] [29] [134]	
泄瀉	太陰 [4] [24]		少陽 [94] [95] [96]	
	少陰 [57] [108] [127] [148]	水結胸	少陰 [23]	
	少陽 [4] [9] [21] [34] [59]	水氣	少陰 [75]	
	[70] [83]	手足厥冷	少陰 [120]	
泄痢	少陽 [86]	手足麻木痛	少陰 [126]	
譫語	太陰 [6] [80]	手足無力症	太陰 [24]	
	少陽 [55] [56] [57] [58] [59]	手指焦黑	太陰 [24]	
	[65] [68]	時行瘟疫	少陰 [76]	

食厥	少陰 [14]	心痛	少陰 [75]
食中毒	少陰 [29]	心虛	少陽 [40]
食滯	太陰 [1] [17] [88]	十二指腸潰瘍	少陰 [26]
	少陰 [25] [32] [108]		
	少陽 [8] [13] [83]	○	
食滯痞滿	太陰 [83]	兒疳	少陽 [83]
食後倒飽	少陰 [80]	牙關緊急	太陰 [48] [49]
食後痞滿	太陰 [14] [15] [16]	惡風自汗	少陰 [58]
食後昏困	少陰 [6]	惡寒	少陽 [62]
神經過敏	少陰 [26]	眼病	太陰 [57] [87]
神經性疾患	太陰 [18]		少陰 [90] [91]
	少陰 [22] [41]	眼疾	太陰 [65]
神經衰弱	少陰 [22] [122]		少陽 [49] [85]
神經痛	太陰 [18]	眼昏	少陰 [90]
	少陰 [59] [60]		少陽 [42]
身疼	少陽 [62]	陽道不足	少陽 [89]
腎水不足	少陽 [37]	陽道不興	少陰 [33] [39]
腎陽虛損	太陰 [10]	陽毒	太陰 [11] [12] [53] [80]
身熱	太陰 [11] [12]	陽毒發斑	少陽 [19]
	少陰 [104] [106]	楊梅毒瘡	少陽 [46]
	少陽 [4] [34] [59] [70]	陽明經病	少陽 [32] [33]
身熱泄瀉	少陽 [6]	陽明便秘	少陽 [55]
身痛	太陰 [1]	陽明症	少陰 [13] [105] [104]
身寒	少陽 [21]		少陽 [6] [18] [34] [70]
腎虛	少陽 [40]	魚蟹積	少陽 [13]
腎虛齒痛	太陰 [59]	瘀血	太陰 [92]
失音	太陰 [18]	瘀血腰痛	太陰 [95]
心煩	少陰 [6]	逆氣	少陽 [80]
心腹絞痛	少陰 [96] [97]	歷節風	太陰 [18] [21]
心臟衰弱	少陰 [121]		少陰 [24] [134]

病症·病名	출전
	少陽 [93]
熱多寒少	少陽 [67]
五淋	少陰 [6]
午熱骨蒸	少陽 [72]
誤吞	少陰 [102]
五行溫疫	太陰 [55]
玉莖冷而痺	少陽 [87]
玉莖熱痛	少陽 [86]
瘟疫	太陰 [11] [12] [28] [29] [30] [31]
	少陰 [79]
瘟疫邪祟	少陽 [83]
癧疸	少陰 [86]
外感	少陰 [103]
腰脚疼痛	少陰 [9] [15] [16] [17] [18]
尿如米泔色	少陽 [43]
腰痛	太陰 [76]
	少陰 [99] [147]
右脇痛	少陰 [136]
鬱狂	少陰 [8] [9] [15] [16] [17] [18]
鬱症	少陽 [20]
月經不調	少陽 [84]
胃家實太陰症	少陰 [25]
胃潰瘍	少陰 [26] [28]
胃腹痛	少陰 [40]
胃酸過多	少陰 [139]
胃癌	少陰 [40]
胃熱	少陽 [5]
胃下垂	少陰 [28]
胃火鼻病	少陽 [101]
胃擴張	少陰 [28]
遺尿	太陰 [1]
乳道不足	太陰 [66]
	少陽 [60]
流注陽毒	少陽 [67]
有火者	少陽 [14]
衄垂危症	少陽 [50]
肉滯	少陰 [29]
	少陽 [13]
衄血	太陰 [35] [36] [91]
癮疹	少陰 [134]
陰盛陽格症	少陰 [74]
飮食無味	少陰 [6]
飮食不下	少陰 [80]
陰痿	少陰 [119]
陰虛午熱	少陽 [8] [17]
陰虛火動	少陽 [63] [72] [74]
陰黃	少陰 [70] [71] [72]
耳聾	少陰 [87]
	少陽 [65]
耳目聰明	太陰 [50] [52]
裡熱	少陽 [63]
裡症	少陽 [81]
痢疾	太陰 [44] [90]
	少陰 [42] [43] [63] [83] [84] [111] [113]
	少陽 [24] [77]
咽乾	太陰 [24]
	少陽 [65]

咽乾舌燥	少陰	[20]
咽喉	少陽	[85]
咽喉痛	太陰	[11] [12] [93]
	少陰	[92]
淋疾	太陰	[18]
	少陰	[75] [125]
	少陽	[25] [83] [84]
淋瀝	太陰	[88]
孕婦燥熱	太陰	[62]
孕婦咳嗽	太陰	[16]

ス

自利	太陰	[11] [12]
紫斑病	太陰	[14] [36]
自汗	太陰	[23]
	少陰	[6] [134]
臟厥	少陰	[52] [53]
掌背浮腫	太陰	[24]
瘴瘧	少陰	[76]
積氣	少陰	[134]
赤白濁	太陰	[88]
積滯腹痛	少陽	[85]
積聚	太陰	[88]
	少陰	[75]
	少陽	[83]
全身不遂	太陰	[18]
	少陽	[93]
纏喉風	少陽	[19] [20] [46]
靜脉溜	太陰	[18]
精神性消化不良	少陽	[97]

精神性疾患	少陽	[97]
精神異常	少陽	[90]
怔忡	太陰	[91]
	少陰	[22] [32]
	少陽	[9] [90]
諸瘡	太陰	[68]
	少陰	[85] [100]
諸血	少陰	[124]
燥渴引飮	太陰	[24]
早漏	少陽	[40]
調理	太陰	[32] [100]
	少陽	[9]
潮熱	少陽	[55]
燥症	太陰	[21]
潮汗	太陰	[11] [12]
卒驚風	太陰	[48] [49]
卒中風	太陰	[45] [46] [51]
腫毒	少陰	[145]
腫瘡	少陽	[82]
挫閃腰痛	太陰	[67]
酒傷	少陰	[15] [16] [17] [18]
酒食傷	少陰	[30]
酒滯	少陰	[14] [34]
	少陽	[13]
中氣	少陰	[66] [67]
中毒	太陰	[47]
中滿	少陽	[21]
中消	太陰	[14] [15] [16]
中耳炎	少陰	[142]
中風	太陰	[17] [18] [106]

	少陰 [14] [41] [61] [62]
	[93] [94] [152]
	少陽 [93]
中風嘔吐	少陽 [8]
中風不語	太陰 [60] [61] [85]
	少陰 [95]
	少陽 [53]
中風初期	少陰 [126]
增寒壯熱	太陰 [39] [76]
肢節疼痛	太陰 [18] [105]
肢節痛	太陰 [18]
	少陰 [138]
唇腫	少陽 [19] [20]
癥癖	少陰 [75]
癥瘕	少陽 [83]

ㅊ

滌暑	少陽 [26]
喘氣	太陰 [107]
	少陽 [81]
喘息	太陰 [23]
	少陰 [115]
	少陽 [90]
喘促	少陽 [47]
天疱瘡	少陽 [46]
滯氣	少陽 [88]
滯祟	太陰 [94]
	少陽 [85]
滯症	少陰 [21]
蓄膿症	太陰 [23]

出血	少陽 [91]
虫齒痛	太陰 [58]
齒痛	少陰 [9]
齒血	少陽 [50]
七情	少陰 [34]
七情鬱結	少陰 [96]

ㅌ

唾膿血	太陰 [11] [12]
唾血	太陰 [80]
脫陰	太陰 [2]
	少陰 [7] [12]
	少陽 [41]
脫肛	太陰 [97]
脫血症	少陰 [155]
胎漏	太陰 [69] [70]
	少陰 [101]
	少陽 [61]
胎母食滯	少陰 [89]
胎不安	太陰 [18]
太陽似瘧症	少陽 [18]
太陽陽明症	少陰 [19]
太陽症	太陰 [33]
	少陰 [5] [6] [9] [13]
太陽表症	少陽 [54]
太陰厥陰症	少陰 [48] [49] [50] [51]
太陰腹痛	少陽 [59] [60]
太陰症	少陰 [13] [54] [55] [56]
太陰表症	少陰 [58]
胎衣不出	少陽 [22]

吐衄血　　　太陰 [35]

吐瀉　　　　太陰 [47] [88]

吐血　　　　太陰 [91]

　　　　　　少陽 [17]

吐蛔　　　　少陰 [55] [56]

通乳　　　　少陰 [98]

ㅍ

偏頭痛　　　少陽 [12]

肺結核　　　太陰 [23]

　　　　　　少陰 [115] [116]

　　　　　　少陽 [98]

肺消　　　　太陰 [63]

肺腎虛　　　太陰 [7]

肺痿　　　　太陰 [88]

表症　　　　少陽 [64]

表寒症　　　太陰 [38]

風痰　　　　少陰 [24] [152]

風症　　　　太陰 [9]

風齒　　　　太陰 [58]

ㅎ

下痢淸水　　少陰 [25] [110]

下消　　　　少陽 [22] [39]

下痢膿血　　太陰 [82]

下血　　　　太陰 [91]

　　　　　　少陽 [61]

瘧疾　　　　少陰 [43] [75] [113]

　　　　　　少陽 [83]

寒厥　　　　太陰 [11] [12] [25] [26]

　　　　　　[27] [46] [75] [78]

汗漏不止　　少陰 [69]

寒多者　　　太陰 [18]

寒熱　　　　太陰 [8]

寒熱往來　　少陽 [1] [64] [65]

汗出　　　　少陰 [105]

解毒　　　　少陽 [45]

咳嗽　　　　太陰 [3] [18] [23] [99]

　　　　　　少陰 [115]

　　　　　　少陽 [10] [98]

解鬱　　　　少陰 [154]

虛勞　　　　太陰 [17] [18] [20] [21]

　　　　　　[24] [35] [79]

　　　　　　少陰 [64] [65] [116] [134]

　　　　　　少陽 [40] [100]

虛弱　　　　太陰 [37] [38] [102]

眩暈　　　　太陰 [18]

　　　　　　少陰 [129] [130]

　　　　　　少陽 [103]

血氣　　　　少陰 [118]

血小板減少症　太陰 [14]

血症　　　　少陽 [11] [15]

血虛　　　　少陰 [134]

虎烈刺　　　少陰 [148]

黃疸　　　　太陰 [1] [56] [88]

　　　　　　少陰 [25] [59] [60] [75] [76]

　　　　　　[108] [110] [132] [134] [67]

　　　　　　少陽 [83]

蛔吐　　　　少陰 [108]

蛔痛　　　　太陰 [96]

少陰 [32]

胸膈痰結脇痛　　　少陰 [138]

胸煩　　　少陽 [68]

胸腹痺痛　　　太陰 [88]

胸腹痛　　　太陰 [17] [18] [19] [107]

少陰 [32]

處方 索引
(가나다 順)

·處方의 배열은 가나다 順으로 하였다.

·各 處方의 앞에 [ ]로 묶은 숫자는 處方의 고유 번호이며 뒤에 표시된 숫자는 處方이 실려 있
 는 面數이다.

·處方名이 同一한 경우 ①, ② 등으로 구분하였다.

·處方名 뒤의 (太陰), (少陰), (少陽)은 각 體質別 분류이다.

·두음법칙에 따라 萊菔子는 내복자로, 鹿茸은 녹용으로, 理中湯은 이중탕으로 읽어서 해당 항
 목에 배열하였다.

ㄱ

加減祛風散(少陰)[152]·213

加減寬中湯(少陰)[41]·178

加減君子湯(少陰)[22]·171

加減歸烏湯(少陰)[124]·204

加減歸芍湯(少陰)[121]·203

加減歸黃湯(少陰)[122]·204

加減對金飮子(少陰)[30]·175

加減大安湯(太陰)[74]·151

加減白豆湯(少陰)[127]·205

加減補腎丸(少陽)[100]·247

加減補益湯(少陰)[116]·201

加減補中湯(少陰)[119]·202

加減補肺湯(太陰)[36]·140

加減蘇合香元(少陰)[153]·214

加減養胃湯(少陰)[26]·173

加減理中湯(少陰)[128]·206

加減地黃湯(少陽)[89]·243

加減天香湯(少陰)[32]·176

加減淸肝湯(太陰)[22]·135

加減淸凉散火湯(少陽)[101]·247

加減淸心湯(太陰)[94]·157

加減淸腸湯(少陽)[92]·244

加減淸肺湯(太陰)[23]·135

加減平胃散(少陰)[133]·207

加減解肌湯(太陰)[13]·131

加減香蘇散(少陰)[11]·167

加減和胃湯(少陰)[28]·174

加減和中湯(少陰)[125]·205

加減黃烏湯(少陰)[123]·204

加味桂枝湯①(少陰)[141]·210

加味桂枝湯②(少陰)[142]·210

加味寬中湯①(少陰)[40]·178

加味寬中湯②(少陰)[151]·213

加味白虎湯(少陽)[86]·242

加味補陰地黃湯(少陽)[102]·248

加味散火湯(少陽)[85]·242

加味十全大補湯(少陰)[149]·212

加味二陳湯①(少陰)[137]·209

加味二陳湯②(少陰)[138]·209

加味二陳湯③(少陰)[139]·209

加味二陳湯④(少陰)[140]·210

加味調胃湯(太陰)[97]·158

加味地黃湯(少陽)[84]·242

加味淸心湯(太陰)[91]·155

加味淸肺瀉肝湯(太陰)[105]·160

加味推氣飮(少陰)[136]·208

加味八物湯(少陰)[101]·196

加味平胃散(少陰)[131]·206

加味寒少湯(太陰)[92]·156

加味香附子八物湯(少陰)[154]·214

葛根大承氣湯(太陰)[29]·138

葛根浮萍湯(太陰)[40]·141

葛根小承氣湯(太陰)[30]·138

葛根承氣湯(太陰)[28]·137

葛根解肌湯(太陰)(四象新編方)[11]·130

葛根解肌湯(太陰)(壽世保元方)[12]·131

葛茸大補湯(太陰)[102]·159

葛茸浮萍湯(太陰)[42]·141

甘橘煎(少陰)[98]·196

甘遂天一丸(少陽)[27]·225

薑附湯(少陰)[61]·185

降蠱活命飮(少陰)[145]·211

降陰白虎湯(少陽)[57]·234

薑朮寬中湯(少陰)[38]·177

薑朮破積湯(少陰)[107]·198

降火地黃湯(少陽)[14]·221

祛風散(少陰)[24]·172

祛風解語散(太陰)[61]·147

健脾壯胃湯(少陰)[104]·197

乾栗樗根皮湯(太陰)[44]·142

乾栗蟠蟲湯(太陰)[43]·142

牽正散(少陰)[93]·194

輕粉甘遂龍虎丹(少陽)[28]·225

輕粉甘遂雌雄丹(少陽)[29]·226

輕粉乳香沒藥丸(少陽)[31]·226

經驗升淸湯(太陰)[15]·132

經驗調胃湯(太陰)[7]·129

經驗淸心湯(太陰)[18]·133

鷄芪膏(少陰)[113]·200

桂附藿陳理中湯(少陰)[51]·182

鷄蔘膏(少陰)[43]·179

桂枝半夏生薑湯(少陰)[23]·172

桂枝附子湯(少陰)[69]·188

桂枝葱蘇理中湯(少陰)[110]·199

桂枝湯(少陰)[58]·184

固氣調胃湯(太陰)[4]·128

藁本浮萍湯(太陰)[41]·141

苽蔕散(太陰)[45]·142

滾痰湯(太陰)[60]·147

拱辰黑元丹(太陰)[37]·140

藿香正氣散(少陰)[13]·168

官桂獨蔘八物湯(少陰)[106]·198

官桂附子理中湯(少陰)[49]·181

寬中湯(少陰)[39]·178

九味花惜湯(少陰)[7]·166

芎歸葱蘇理中湯(少陰)[52]·182

芎歸香蘇散(少陰)[10]·167

歸腎一擦光(太陰)[59]·147

歸腎解語散(少陽)[53]·232

橘皮一物湯(少陰)[117]·202

金蛇酒(少陰)[92]·194

錦上添花白虎湯(少陽)[69]·237

芪朮湯(少陰)[126]·205

桔梗生脉散(太陰)[78]·152

桔梗樗根皮湯(太陰)[82]·153

桔梗湯①(太陰)[93]·156

桔梗湯②(太陰)[98]·158

ㄴ

萊菔子承氣湯(太陰)[31]·138

煖肝散(少陰)[90]·193

鹿茸大補湯(太陰)[38]·140

鹿茸大造湯(太陰)[77]·152

ㄷ

單苦蔘丸(少陽)[96]·246

單白虎湯(少陽)[67]·237

當歸明目湯(少陰)[143]·211

當歸白何烏寬中湯(少陰)[36]·177

當歸四七湯(少陰)[146]·212

當歸溫中湯(少陰)[118]·202

當歸八物湯(少陰)[147]·212

唐橘湯(少陰)[94]·194

大甘遂散(少陽)[51]·232

大補湯(少陰)[64]·186

大黃散(太陰)[68]·149

大黃樗根皮湯(太陰)[90]·155

導赤降氣湯(少陽)[3]·218

渡海白虎湯(少陽)[68]·237

獨蔘官桂理中湯(少陰)[50]·182

獨蔘良朋湯(少陰)[112]·200

獨蔘理中湯(少陰)[109]·199

獨蔘八物湯(少陰)[18]·170

獨活地黃湯(少陽)[8]·219

豚卵散(少陽)[48]·231

ㅁ

麻黃金水湯(太陰)[72]·150

麻黃發表湯(太陰)[33]·139

麻黃定喘湯(太陰)[107]·161

麻黃定痛湯(太陰)[19]·134

麻黃調胃湯(太陰)[3]·128

萬金文武湯(太陰)[63]·148

麥門冬遠志散(太陰)[50]·144

麥門冬湯(太陰)[86]·154

明目散(太陰)[65]·148

牧丹皮地黃湯(少陽)[13]·221

木通苦蔘湯(少陽)[76]·239

木通大安湯(少陽)[23]·224

木通無憂湯(少陽)[16]·221

木通地黃湯(少陽)[82]·241

木香順氣散(少陰)[66]·187

文武保胎飲(太陰)[70]·150

ㅂ

薄荷煎(少陽)[88]·243

半夏湯(少陰)[31]·175

防風通聖散(少陽)[63]·236

白朮散(少陰)[135]·208

白何烏君子湯(少陰)[16]·169

白何烏附子理中湯(少陰)[55]·183

白何烏理中湯(少陰)[56]·184

白虎益元散(少陽)[79]·240

白虎湯(少陽)[32]·226

白虎湯膏(少陽)[78]·240

霹靂散(少陰)[74]·189

保命飲(少陰)[82]·192

補益固氣湯(少陰)[105]·198

補中益氣湯(少陰)[6]·165

保胎飲(太陰)[69]·149

補胎地黃湯(少陽)[61]·235

補肺元湯(太陰)[34]·139

補肺通乳湯(太陰)[66]·149

不遂飲(少陰)[88]·193

浮萍大黃湯(太陰)[81]·153

秘方和滯丸(少陰)[78]·190

秘傳香蘇散(少陰)[12]·168

ㅅ

四苓湯(少陽)[36]·228

四時丹(太陰)[88]·155

四逆湯(少陰)[62]·186

砂仁散(少陰)[102]·197

麝香散(太陰)[47]·143

蒜薑膏(少陰)[120]·203

蒜蜜膏(少陰)[84]·192

蒜蜜湯(少陰)[42]·179

山藥補肺元湯(太陰)[35]·139

蔘桂飮(少陰)[115]·201

三稜消積丸(少陰)[77]·190

三味蔘萸湯(少陰)[73]·189

三白理中湯(少陰)[57]·184

三陸湯(少陰)[129]·206

三神散(太陰)[49]·144

三黃散(太陰)[67]·149

三黃石仁散(太陰)[95]·157

生脉散(太陰)[54]·145

生熟地黃湯(少陽)[15]·221

生地黃湯(少陽)[42]·230

西施玉容散(太陰)[103]·160

石菖蒲遠志散(太陰)[48]·143

星香正氣散(少陰)[14]·168

小甘遂散(少陽)[52]·232

小建中湯(少陰)[134]·207

消毒飮(少陽)[45]·230

少陽補胃湯(少陽)[80]·240

少陽人消滯丸(少陽)[95]·245

蘇子導痰湯(少陰)[114]·200

蘇合香元(少陰)[67]·187

壽脾解語湯(少陰)[95]·195

水銀薰鼻方(少陽)[46]·231

水火旣濟湯(少陽)[74]·238

熟地黃苦蔘湯(少陽)[22]·223

升芩調胃湯(太陰)[8]·129

承氣調胃湯(太陰)[6]·129

升麻開腦湯(太陰)[75]·151

升陽益氣附子湯(少陰)[3]·164

升陽益氣湯(少陰)[5]·165

升陽八物湯(少陰)[19]·170

升芷調胃湯(太陰)[5]·128

柴胡苽蔞湯(少陽)[65]·236

柴胡四苓湯(少陽)[66]·236

柴胡淸腸湯(少陽)[77]·239

腎氣調胃湯(太陰)[10]·130

腎氣丸(少陽)[37]·228

新大柴胡湯(少陽)[55]·233

神秘丹(少陰)[144]·211

新小柴胡湯(少陽)[54]·233

十二味寬中湯(少陰)[34]·176

十二味地黃湯(少陽)[17]·222

十全大補湯(少陰)[17]·169

ㅇ

安蛔飮(太陰)[96]·157

凉膈散火湯(少陽)[20]·223

陽毒白虎湯(少陽)[19]·222

兩儀煎(少陽)[87]·243

如神炷(太陰)[58]·146

如神湯(少陰)[99]·196

如意丹(少陰)[79]·191

如意刀(少陰)[87]·193

如意針(少陰)[86]·193

熱多寒少湯(太陰)[20]·134

靈砂散(少陽)[47]·231

烏肝湯(少陰)[155]·214

五苓散(少陽)[35]·227

烏梅煎(太陰)[99]·158

吳茱萸附子理中湯(少陰)[53]·183

五靈脂寬中湯(少陰)[37]·177

溫白元(少陰)[75]·189

溫中飮(少陰)[89]·193

溫化丹(少陰)[45]·180

龍肉調胃湯(太陰)[100]·159

牛黃山藥元(太陰)[85]·154

牛黃淸心元(太陰)[51]·144

熊膽散(太陰)[46]·143

遠志石菖蒲散(太陰)[52]·145

乳香沒藥輕粉丸(少陽)[30]·226

硫黃散(少陰)[91]·194

肉豆蔲附子理中湯(少陰)[54]·183

六味地黃湯(少陽)[40]·229

潤肺淸肝湯(太陰)[27]·137

薏苡仁調胃湯(太陰)[89]·155

二門五味湯(太陰)[64]·148

二聖救苦丸(太陰)[55]·145

李氏導赤散(少陽)[43]·230

李氏肥兒丸(少陽)[44]·230

李氏承氣湯(太陰)[71]·150

李氏涼膈散(少陽)[38]·228

理中湯(少陰)[59]·185

忍冬藤地骨皮湯(少陽)[21]·223

人蔘桂枝附子湯(少陰)[2]·163

人蔘桂皮湯(少陰)[47]·180

人蔘官桂附子湯(少陰)[4]·164

人蔘白何烏寬中湯(少陰)[35]·177

人蔘散(少陰)[85]·192

人蔘鸎粟湯(少陰)[111]·200

人蔘吳茱萸湯(少陰)[48]·181

人蔘陳皮湯(少陰)[46]·180

茵蔯橘皮湯(少陰)[72]·189

茵蔯附子湯(少陰)[71]·188

茵蔯四逆湯(少陰)[70]·188

立效散(太陰)[57]·146

ㅈ

滋降地黃湯(少陽)[103]·248

瘴疸丸(少陰)[76]·190

猪苓白虎湯(少陽)[70]·237

猪苓車前子湯(少陽)[6]·218

猪苓湯(少陽)[34]·227

赤白何烏寬中湯(少陰)[33]·176

赤蛇煎(少陰)[83]·192

赤石脂禹餘糧湯(少陰)[63]·186

前胡地黃湯(少陽)[10]·220

點眼散(少陽)[49]·232

正氣天香湯(少陰)[97]·195

定神瀉肝湯(太陰)[24]·136

蠐螬敗毒散(太陰)[26]·137

皂角大黃湯(太陰)[39]·141

皂角三黃湯(太陰)[80]·153

調氣平胃散(少陰)[150]·213

調理肺元湯(太陰)[32]·138

調胃續命湯(太陰)[9]·130

調胃升淸湯(太陰)[14]·131

助胃湯(少陰)[27]·173

朱砂散(少陽)[90]·244

朱砂益元散(少陽)[26]·224

地骨皮地黃湯(少陽)[98]·246

止血地黃湯(少陽)[91]·244

地黃白虎湯(少陽)[18]·222

地黃敗毒散(少陽)[81]·240

地黃玄武湯(少陽)[59]·234

鎭陰膾(少陰)[81]·191

ㅊ

贊化丹(少陽)[83]·241

菖蒲淸心湯(太陰)[106]·161

川芎桂枝湯(少陰)[9]·166

川芎湯(少陰)[130]·206

千金導赤散(少陽)[64]·236

千金文武湯(太陰)[62]·147

千金調胃湯(太陰)[101]·159

天門冬潤肺湯(太陰)[76]·152

天花粉地黃湯(少陽)[99]·246

淸凉散火湯(少陽)[75]·239

淸心山藥湯(太陰)[79]·152

淸心蓮子湯(太陰)[17]·132

淸肺瀉肝湯(太陰)[21]·135

淸血地黃湯(少陽)[93]·245

椒桂丸(少陰)[148]·212

催生飮(少陽)[50]·232

七氣湯(少陰)[96]·195

七味猪苓湯(少陽)[72]·238

ㅌ

太陰固腸丸(太陰)[104]·160

太陰調胃湯(太陰)[1]·127

通乳歸腎湯(少陽)[60]·235

退黃飮(太陰)[56]·146

退黃湯(少陰)[132]·207

ㅍ

巴豆膏(少陰)[100]·196

巴豆丹(少陰)[44]·180

八物君子湯(少陰)[15]·169

八味苦蔘湯(少陽)[71]·238

八味猪苓湯(少陽)[73]·238

平胃散(少陰)[29]·174

表證白虎湯(少陽)[58]·234

ㅎ

何烏官桂理中湯(少陰)[60]·185

寒多熱少湯(太陰)[25]·136

解肌大安湯(太陰)[73]·151

杏仁麥門冬湯(太陰)[87]·154

杏仁升淸湯(太陰)[16]·132

香附子十全湯(少陰)[21]·171

香附子八物湯(少陰)[20]·170

香砂養胃湯(少陰)[25]·172

香砂六君子湯(少陰)[80]·191

香砂理中湯(少陰)[108]·199

香蘇散(少陰)[68]·187

玄蔘白虎湯(少陽)[56]·233

玄蔘地黃湯(少陽)[11]·220

玄蔘敗毒散(少陽)[62]·235

玄蔘丸(少陽)[97]·246

荊芥淸腸湯(少陽)[25]·224

荊防導赤散(少陽)[2]·217

荊防瀉白散(少陽)[4]·218

荊防地黃湯(少陽)[9]·219

荊防敗毒散(少陽)[1]·217

花惜調胃湯(太陰)[2]·127

花惜地黃湯(少陽)[41]·229

滑石苦蔘湯(少陽)[7]·219

滑石地黃湯(少陽)[94]·245

黃芪桂枝附子湯(少陰)[1]·163

黃芪桂枝湯(少陰)[8]·166

黃芪蘇葉湯(少陰)[103]·197

黃栗固氣湯(太陰)[83]·153

黃栗五味子膏(太陰)[84]·154

黃白虎湯(少陽)[33]·227

黃連寫白散(少陽)[5]·218

黃連猪肚湯(少陽)[39]·228

黃連地黃湯(少陽)[12]·220

黃連淸腸湯(少陽)[24]·224

回陽大補湯(少陰)[65]·186

黑奴丸(太陰)[53]·145